M.H. Sonneveld
M.I. Sonneveld

Basisoefeningen bewegingstherapie

M.H. Sonneveld
M.I. Sonneveld

Basisoefeningen bewegingstherapie

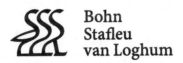

Bohn
Stafleu
van Loghum

Houten, 2017

De uitgave Basisoefeningen bewegingstherapie is afgeleid van het programma *Huiswerkoe-feningen fysiotherapie* (1996), een softwareprogramma met bijbehorend werkboek bedoeld voor de praktijk van de fysiotherapeut. Dit programma is samengesteld door M.H. Sonneveld en M.I. Sonneveld.

Eerste druk, eerste en tweede oplage, 2000-2009
Tweede (ongewijzigde) druk, Bohn Stafleu van Loghum, Houten 2017

ISBN 978-90-368-1814-8   ISBN 978-90-368-1515-5 (eBook)
DOI 10.1007/ 978-90-368-1515-5

NUR 894
Omslagontwerp: Elles Kruip/Sirene, Rotterdam
Illustraties: Ron Slagter, Voorschoten

Bohn Stafleu van Loghum
Het Spoor 2
Postbus 246
3990 GA Houten

www.bsl.nl

Voorwoord

Het succes van de *Huiswerkoefeningen fysiotherapie* (Uitgeverij De Tijdstroom) is niet beperkt gebleven tot praktiserende fysiotherapeuten. Vanaf het begin van verschijnen (1996) bleken ook opleidingen en individuele studenten fysio- en bewegingstherapie geïnteresseerd in een overzicht van oefeningen die kunnen worden gerekend tot de basis van de bewegingstherapie.

Daarom is besloten om naast de grote map met bijbehorende elektronische database van ruim 350 (huiswerk)oefeningen, een eenvoudige editie in boekvorm uit te brengen. Deze uitgave is primair bestemd voor een ieder die gebaat is bij een overzichtelijke rangschikking van therapeutische en preventieve oefeningen. Studenten fysiotherapie en bewegingstherapie vinden in deze uitgave met behulp van een logische indeling van de oefenstof de basis voor weldoordachte oefenprogramma's. Maar ook de praktiserende fysio- of bewegingstherapeut kan gebaat zijn bij dit encyclopedische overzicht van oefenstof.

Vergeleken met het programma *Huiswerkoefeningen fysiotherapie* zijn de begeleidende teksten vereenvoudigd, doch de indeling is volledig gehandhaafd. De overzichtelijke indeling naar anatomische lokalisatie en het vermelden van het oefendoel: spierfunctieverbeterend dan wel mobiliserend, maken het boek ook geschikt voor toepassingen in het overgangsgebied tussen training en therapie. Voor trainers die weleens revaliderende sporters in hun groep hebben, is dit boek een rijke informatiebron.

Ook in deze uitgave is een woord van dank op zijn plaats aan de fysiotherapeuten die op verzoek van de samenstellers Marjan Sonneveld, fysiotherapeut en ir. Marieke Sonneveld, ergonoom, de oorspronkelijke versie van deze oefeningen hebben becommentarieerd. Hierdoor konden reeds vele waardevolle praktijkervaringen worden verwerkt.

Gebruikers van deze uitgave nodigen wij van harte uit ervaringen, commentaren en suggesties voor verbeteringen aan ons kenbaar te maken. Reacties kunt u sturen aan Elsevier gezondheidszorg, Postbus 1110, 3600 BC Maarssen of via ons e-mailadres: huiswerk.fysiotherapie@ebi.nl.

Maarssen, voorjaar 2000
De uitgever

Inhoud

1
Schouder en schoudergordel

Mobiliserende oefeningen

Oefening 1.1   Ga op de rug liggen. Buig de knieën en zet de voeten plat op de grond. Leg één arm langs het lichaam en de andere arm gestrekt langs het hoofd. Beweeg de armen in een rustig tempo tegengesteld omhoog en omlaag.

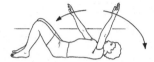

Oefening 1.2   Ga met het gezicht dicht naar de muur staan en zet beide handen op schouderbreedte tegen de muur. Kruip met beide handen tegelijkertijd zo ver mogelijk omhoog. Houd ... tellen vast en kruip weer naar beneden.

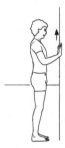

Oefening 1.3   Ga met een bal voor een muur staan. Rol de bal tegen de muur zo ver mogelijk omhoog. Houd ... tellen vast en ga weer terug.

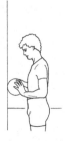
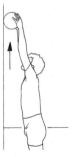

Oefening 1.4   Ga op de grond zitten. Vouw de handen in elkaar achter de rug. Strek de armen naar achteren en kijk iets naar boven totdat je spanning voelt in de schouder. Houd ... tellen vast. Ontspan.

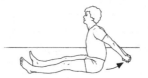

Oefening 1.5   Ga rechtop staan. Houd een stok horizontaal vast achter de rug, de handpalmen wijzen naar achteren. Beweeg de stok met gestrekte armen zo ver mogelijk naar achteren. Houd ... tellen vast en ga weer terug. Let erop dat je het bovenlichaam rechtop houdt.

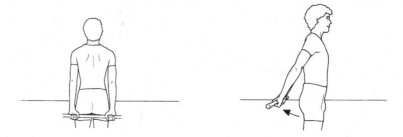

Oefening 1.6   Ga rechtop staan. Houd met beide handen een stok achter de rug vast. Zet de handen op schouderbreedte afstand. De handpalmen zijn naar achteren gericht. Beweeg de stok langs de rug zo ver mogelijk omhoog. Houd ... tellen vast. Ga langzaam terug. Ontspan.

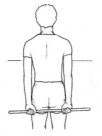
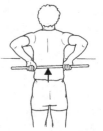

Oefening 1.7 Ga rechtop staan met de benen iets uit elkaar. Pak met beide handen een stok vast in het midden. Beweeg de stok langs het lichaam zo ver mogelijk naar de kin toe. De ellebogen wijzen hierbij naar buiten en omhoog. Houd ... tellen vast en ga langzaam weer terug.

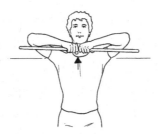

Oefening 1.8 Ga rechtop zitten. Kruip met de hand zo ver mogelijk over de andere schouder heen. Blijf rechtop zitten. Houd ... tellen vast en ga weer terug.

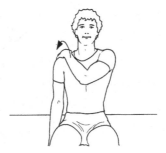

Oefening 1.9 Ga rechtop staan of zitten en laat de armen ontspannen hangen. Trek de schouderbladen zo ver mogelijk naar elkaar toe. Houd ... tellen vast. Ontspan.

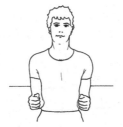 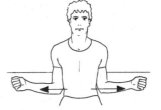

Oefening 1.10   Ga rechtop zitten of staan. Buig de ellebogen 90 graden. De onderarmen wijzen recht naar voren. Draai de onderarmen zo ver mogelijk naar buiten. Houd … tellen vast en ga weer terug. Let erop dat de ellebogen in de zij en de onderarmen horizontaal blijven.

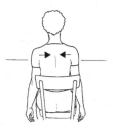

Oefening 1.11   Ga rechtop zitten. Laat de armen ontspannen langs het lichaam hangen. Beweeg de schouders omhoog, naar achteren en naar beneden in een rollende beweging.

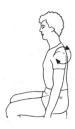

Oefening 1.12   Ga op de rug liggen. Buig de knieën en zet de voeten plat op de grond. Leg de handen in een losse vuist op de borst. Maak boksbewegingen. Strek hierbij de arm uit richting plafond. Afwisselend links en rechts.

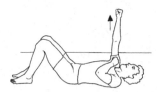

Oefening 1.13   Ga rechtop staan. Leg de handen losjes op de schouders. Draai grote kringen met de ellebogen alsof je aan het kanoën of borstcrawlen bent. Vooruit en achteruit draaien.

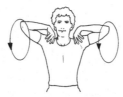

Oefening 1.14   Ga rechtop staan. Neem een bal in beide handen. Strek de armen omhoog. Leg de bal in de nek en ga weer terug.

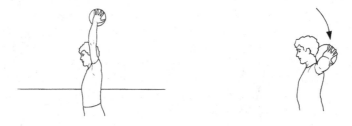

Oefening 1.15   Ga rechtop zitten. Leg de handen losjes in de nek. Houd de bovenarmen horizontaal. Beweeg de ellebogen zo ver mogelijk naar voren. Houd ... tellen vast en ga weer terug. Beweeg dan de ellebogen zo ver mogelijk naar achteren. Houd ... tellen vast en ga weer terug. Let erop dat de bovenarmen horizontaal blijven.

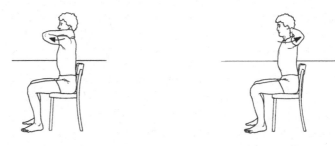

Oefening 1.16   Ga op de rug liggen. Buig de knieën en zet de voeten plat op de grond. Strek de armen en vouw de handen in de bidgreep. Beweeg de gestrekte armen zo ver mogelijk langs de oren omhoog. Gebruik de goede arm om de andere arm te begeleiden. Houd ... tellen vast. Ga langzaam weer terug.

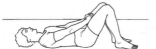 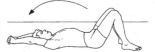

Oefening 1.17   Ga rechtop staan. Laat de armen ontspannen hangen. Vouw de handen in elkaar en beweeg de armen zo ver mogelijk gestrekt omhoog. Laat op het hoogste punt de handen los en beweeg de gestrekte armen zijwaarts naar beneden.

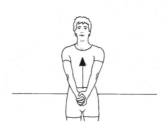 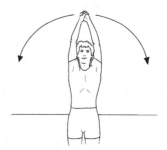

Oefening 1.18   Ga rechtop staan of zitten. Beweeg de gestrekte armen voorwaarts omhoog. Pak met de goede hand de andere arm bij de pols vast en trek de arm zo ver mogelijk richting plafond. Houd ... tellen vast. Ontspan.

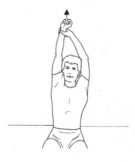

Oefening 1.19   Ga rechtop zitten. Hef de arm 90 graden voorwaarts en buig dan de elleboog. Pak met de andere hand de elleboog vast. Trek de elleboog voor de borst richting de andere schouder, totdat je spanning voelt in de schouder. Houd ... tellen vast. Ontspan.

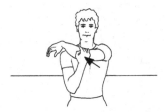

Oefening 1.20   Ga rechtop zitten. Breng één hand bovenlangs en de andere hand onderlangs zo ver mogelijk tussen de schouderbladen op de rug. Probeer met de ene hand de andere hand vast te pakken. Houd ... tellen vast en ga weer terug.

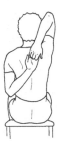

Oefening 1.21   Ga rechtop staan en laat bovenhands een riem of handdoek achter de rug hangen. Pak de riem met de andere hand onderhands vast. Trek met de bovenste arm de onderste arm zo ver mogelijk naar beneden. Houd ... tellen vast. Ontspan.
Variatie   Trek met de onderste arm de bovenste arm zo ver mogelijk naar beneden. Houd ... tellen vast. Ontspan.

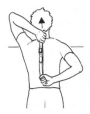 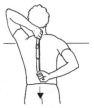

Oefening 1.22   Ga rechtop zitten. Hef de arm en leg de hand in de nek. Beweeg de hand zo ver mogelijk tussen de schouderbladen. Pak met de andere hand de elleboog vast en duw nog een stukje verder totdat je spanning voelt aan de achterzijde van de bovenarm. Houd ... tellen vast en laat dan langzaam los.

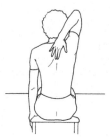 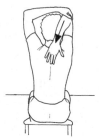

Oefening 1.23   Ga rechtop zitten en leg de hand in de nek. Pak met de andere hand de pols vast en trek de onderarm in de richting van de andere schouder. Voel de spanning in de oksel en de zijkant van het boven lichaam. Houd ... tellen vast en ga weer terug. Ontspan.

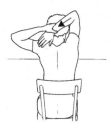

Oefening 1.24   Ga zitten of staan. Pak de handvatten vast. Trek met de ene arm de andere arm zo ver mogelijk voorwaarts naar boven. Houd ... tellen vast en laat dan de arm rustig zakken.

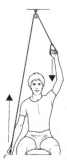

Oefening 1.25   Ga zitten of staan. Pak de handvatten vast. Trek met de ene arm de andere arm zo ver mogelijk zijwaarts naar boven. Houd ... tellen vast en laat dan de arm rustig zakken.

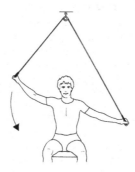

Oefening 1.26   Ga zijdelings aan een tafel zitten. Buig de elleboog en zet de elleboog op tafel. Duw de schouder naar beneden zonder de elleboog te verplaatsen, totdat je spanning voelt. Houd ... tellen vast. Ontspan.

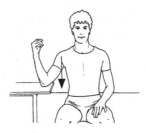

Oefening 1.27   Kruiphouding. Leg dan de onderarmen op de stoel. Plaats de knieën recht onder de heupen. Druk de borst en de oksels naar de grond toe, totdat je spanning voelt. Houd ... tellen vast en laat langzaam los.

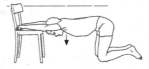

Oefening 1.28   Kruiphouding met de handen recht onder de schouders en de knieën recht onder de heupen. Verplaats de handen vanuit de kruiphouding zo ver mogelijk naar voren. Houd de heupen recht boven de knieën. Druk de oksels en de borst richting de grond totdat je spanning in de borstspier voelt. Houd ... tellen vast. Ontspan.

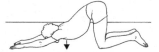

Oefening 1.29   Ga staan in een deuropening en pak de deurpost hoog vast. Laat jezelf aan de arm uitzakken terwijl je met het bovenlichaam van de deurpost wegdraait. Voel de spanning in de borstspier. Houd ... tellen vast en ga dan langzaam terug.

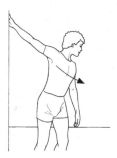

Oefening 1.30   Ga in een deuropening staan met de bovenarmen horizontaal en de onderarmen verticaal tegen de deurposten. Leun voorover totdat je spanning voelt in de borstspier. Houd ... tellen vast en ga weer terug. Ontspan.

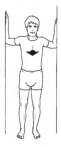

Oefening 1.31   Ga in een deuropening staan. Buig de elleboog 90 graden en zet de elleboog vast in de zij. Beweeg de onderarm naar buiten en zet de pols/onderarm tegen de deurpost. Draai het lichaam van de deurpost af totdat je spanning voelt in de schouder. Houd ... tellen vast en ga weer terug. Ontspan.

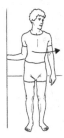

Oefening 1.32   Ga voor een tafel staan. Steun met één hand op de tafel en laat de andere arm ontspannen hangen. Slinger de arm ontspannen voor- en achterwaarts. Hoe meer je voorover gebogen leunt, des te groter is de slingeruitslag.
Variatie   Zijwaarts slingeren of kleine rondjes slingeren, linksom en rechtsom.

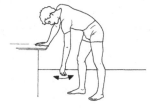

Oefening 1.33   Ga rechtop zitten op een kruk. Zwaai allebei de armen ontspannen naar voren en naar achteren. Let erop dat je niet te grote bewegingen maakt en de schouders laag houdt.

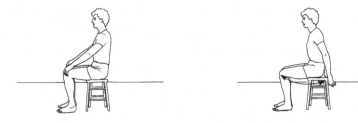

Oefening 1.34 Ga rechtop zitten of staan. Trek de schouders op en laat de armen los langs het lichaam hangen. Voel de spanning in de nek-schouderspieren. Laat dan de schouders los en laat ze vallen als een bal die stuiterend neerkomt.

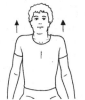
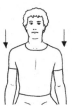

2
Schouder en schoudergordel
Spierfunctieverbeterende oefeningen

Oefening 2.1   Ga rechtop staan of zitten en spreid de armen. Maak vuisten en draai met de armen cirkels van klein naar groot en weer van groot naar klein. Wissel van richting.

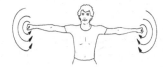

Oefening 2.2   Ga rechtop zitten. Neem eventueel een gewichtje in de handen. De armen hangen langs het lichaam. Beweeg de gestrekte armen langzaam zijwaarts omhoog en weer naar beneden.

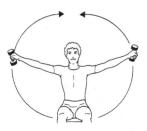

Oefening 2.3   Ga rechtop zitten. De armen hangen langs het lichaam. Hef de gestrekte armen zijwaarts omhoog en ga weer terug. Stop steeds even met beide armen tegelijk en raak de denkbeeldige punten aan.
                  Variatie   Met de ogen dicht.

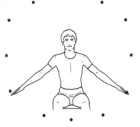

Oefening 2.4   Ga op de grond liggen. Neem eventueel een gewichtje in de hand. Leg de hand bij de andere zij. Beweeg de arm diagonaal van onder/binnen naar boven/buiten en weer terug.

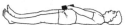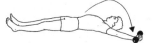

Oefening 2.5   Ga op de buik liggen. Leg een handdoek onder het voorhoofd. Spreid de armen 'als een vliegtuig'. De duimen wijzen richting plafond. Til de armen van de grond. Houd dit ... tellen vast en ga weer terug. Ontspan.
Variatie   Neem een gewichtje in de handen.

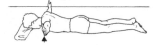

Oefening 2.6   Ga op de buik liggen. Leg een handdoek onder het voorhoofd. Leg de armen gestrekt schuin voorwaarts op de grond. De duimen wijzen richting plafond. Til de armen van de grond. Houd ... tellen vast en ga weer terug. Ontspan.
Variatie   Neem een gewichtje in de handen.

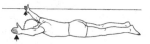

Oefening 2.7 Ga op de buik liggen. Leg een handdoek onder het voorhoofd. Leg één arm gestrekt schuin omhoog en de andere arm gestrekt schuin naar beneden. Til beide armen omhoog tot net boven de horizontaal. Houd ... tellen vast en ga langzaam terug. Ontspan.

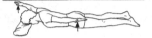

Oefening 2.8 Ga op de buik liggen. Leg een handdoek onder het voorhoofd. Breng de armen in de hoerastand. Trek de schouderbladen naar elkaar toe en til de armen omhoog. Houd ... tellen vast. Ga langzaam terug. Ontspan.
Variatie Neem een gewichtje in de handen.

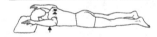

Oefening 2.9 Ga op de buik liggen. Leg een handdoek onder het voorhoofd. Leg de handen losjes in de nek en trek de kin iets in. Kom met het hoofd en de armen omhoog, terwijl de kin ingetrokken blijft. Houd ... tellen vast en ga langzaam weer terug. Ontspan.

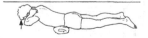

Oefening 2.10   Ga op de buik liggen en pak met beide handen een bal vast. Houd de bal bij de kin en gooi de bal tegen de muur.

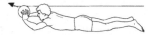

Oefening 2.11   Ga op de buik liggen op de rand van een bed of een tafel. Neem een gewichtje in de hand. Laat de arm naar beneden hangen. De handpalm wijst naar binnen. Beweeg de arm gestrekt zijwaarts omhoog. Beweeg de arm langzaam terug.
Variatie   Meer en minder zijwaarts heffen.

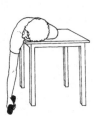 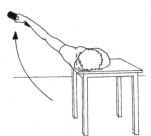

Oefening 2.12   Ga op de buik liggen op de rand van een bed of een tafel. Neem een gewichtje in de hand. Laat de arm naar beneden hangen en draai de arm naar buiten. Beweeg de arm gestrekt zijwaarts omhoog. Beweeg de arm langzaam terug.
Variatie   Meer en minder zijwaarts bewegen.

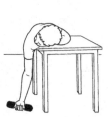 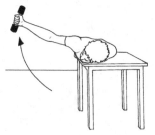

Oefening 2.13 Ga op de buik liggen op de rand van een bed of een tafel. Neem een gewichtje in de hand. Haak de ene voet achter de andere voet en laat de arm naar beneden hangen. Til de arm gestrekt naar achteren en omhoog. Laat de arm langzaam weer zakken.
Variatie Meer en minder omhoog bewegen.

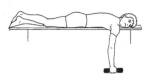 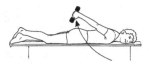

Oefening 2.14 Ga op de zij op de grond liggen. Neem een gewichtje in de hand van de bovenste arm. Buig de elleboog 90 graden en zet de elleboog in de zij. Beweeg de onderarm naar buiten en laat hem weer rustig zakken. Let erop dat de elleboog in de zij blijft.

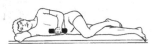 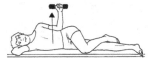

Oefening 2.15 Ga op de zij liggen. Neem een gewichtje in de hand van de onderste arm. Buig deze arm in de elleboog 90 graden. Houd de elleboog in de zij. Beweeg de onderarm naar het lichaam toe en laat hem weer langzaam zakken. Houd de elleboog in de zij.

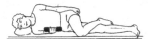 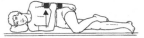

Oefening 2.16   Ga op de rug liggen. Neem een gewichtje in de hand. Zet de elleboog naast het lichaam neer en leg de onderarm tegen de borst aan. Strek de arm verticaal omhoog. Laat weer langzaam zakken.

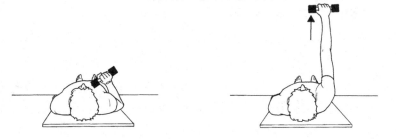

Oefening 2.17   Ga op de rug liggen. Neem in beide handen een gewichtje. Leg de armen gespreid neer. Beweeg de armen gestrekt naar elkaar toe voor de borst en ga weer langzaam terug.

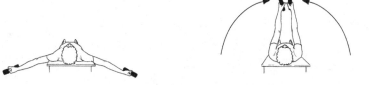

Oefening 2.18   Ga rechtop zitten. Neem een gewichtje in de hand. Hef de bovenarm ongeveer 60 graden zijwaarts en houd de onderarm verticaal. De handpalm wijst naar voren. Strek de arm naar boven en ga weer terug.

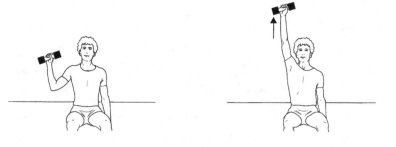

Oefening 2.19   Ga rechtop zitten. Neem een gewichtje in de hand. De handrug is naar boven gericht. Hef de arm gestrekt tot iets boven de horizontaal. Laat de arm langzaam zakken.

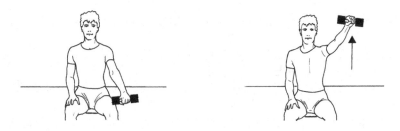

Oefening 2.20   Ga rechtop zitten. Neem een gewichtje in de hand. De handrug is naar buiten gericht. Hef de arm gestrekt voorwaarts omhoog. Laat de arm weer langzaam zakken.
Variatie   Arm meer en minder omhoog.

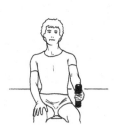 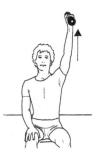

Oefening 2.21   Ga rechtop zitten. Neem een gewichtje in de hand. Strek de arm recht naar voren. De handpalm wijst naar binnen. Beweeg de arm gestrekt zijwaarts naar achteren. Beweeg de arm langzaam terug.
Variatie   Meer en minder zijwaarts naar achteren bewegen.

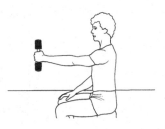 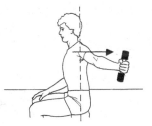

Oefening 2.22   Ga rechtop zitten. Neem een gewichtje in de hand. Strek de arm recht naar voren. De handpalm wijst naar boven. Beweeg de arm gestrekt zijwaarts naar achteren. Beweeg de arm langzaam terug.
Variatie   Meer en minder zijwaarts naar achteren bewegen.

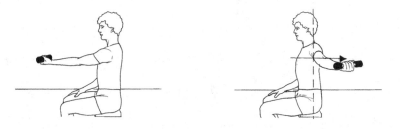

Oefening 2.23   Ga rechtop zitten. Neem een gewichtje in de hand. Laat de arm langs het lichaam hangen. De handpalm wijst naar binnen toe. Beweeg de arm gestrekt naar achteren en omhoog. Laat de arm langzaam weer zakken.

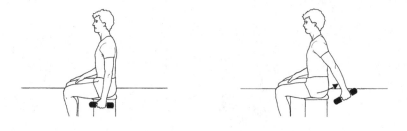

Oefening 2.24   Ga rechtop zitten. Neem een gewichtje in de hand. Laat de arm langs het lichaam hangen. De handpalm wijst naar binnen toe. Beweeg de arm gestrekt naar achteren en omhoog. Laat de arm langzaam weer zakken.

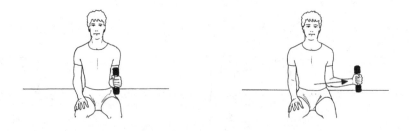

Oefening 2.25 Ga rechtop zitten. Neem een gewichtje in de hand. Buig de elleboog 90 graden. De handpalm wijst naar binnen toe. Beweeg de onderarm naar het lichaam toe en ga weer langzaam terug. Houd de elleboog in de zij.

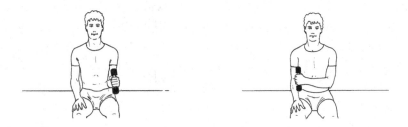

Oefening 2.26 Ga rechtop zitten. Neem in beide handen een gewichtje. Hef de armen zijwaarts tot de horizontaal. De handruggen zijn naar achteren gericht. Beweeg de armen gestrekt naar elkaar toe voor de borst en ga weer langzaam terug.

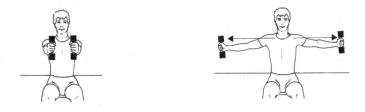

Oefening 2.27 Pak een elastische band vast en ga op het andere uiteinde staan. De armen hangen langs het lichaam. Beweeg de arm gestrekt naar voren tot de horizontaal. Ga langzaam terug. Let erop dat je de schouders laag houdt.

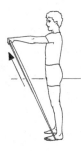

Oefening 2.28   Ga rechtop staan. Houd met gestrekte armen een elastische band vast op borsthoogte. Rek de band met gestrekte armen verticaal uit. Beweeg langzaam weer terug.

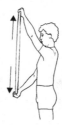

Oefening 2.29   Pak een elastische band vast en ga op het andere uiteinde staan. De armen hangen naast het lichaam. Beweeg de arm gestrekt zijwaarts tot de horizontaal. Ga langzaam terug. Let erop dat je de schouders laag houdt.

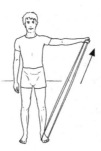

Oefening 2.30   Ga rechtop staan. Neem een elastische band in de handen. Houd de handen bij elkaar voor de borst. Rek de band diagonaal uit. Ga langzaam terug.

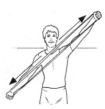

Oefening 2.31   Ga rechtop staan. Neem een elastische band in de handen. Houd de handen bij elkaar op borsthoogte. Rek de band zijwaarts uit totdat de armen gestrekt zijn. Beweeg langzaam weer terug.

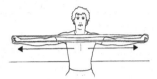

Oefening 2.32   Ga rechtop zitten. Buig de ellebogen 90 graden en houd de ellebogen in de zij. Doe een elastische band om de handpalmen. Beweeg de onderarmen naar buiten en ga langzaam weer terug. Houd de ellebogen in de zij en de schouders laag.

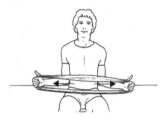

Oefening 2.33   Bevestig een elastische band op schouderhoogte aan een vast punt. Ga rechtop zitten met de rug naar dat punt. Buig de elleboog en pak de elastische band vast op schouderhoogte. Strek de elleboog naar voren. De hand blijft hierbij op schouderhoogte. Ga langzaam weer terug.

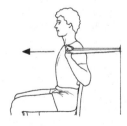

Oefening 2.34   Ga rechtop staan met een bal in één hand. Gooi de bal onderhands omhoog.

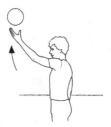

Oefening 2.35   Ga rechtop staan met een bal in de hand. Gooi de bal bovenhands naar voren. Let erop dat je een uitvalspas (flinke stap naar voren) maakt en dat het lichaam meedraait.

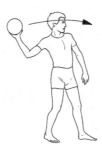

Oefening 2.36   Ga rechtop staan. Leg een bal op de hand. Zet de elleboog in de zij en houd de onderarm horizontaal. Verplaats de bal rustig van links naar rechts. Houd de elleboog in de zij.

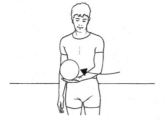
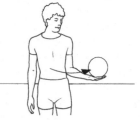

Oefening 2.37 Ga rechtop staan. Neem een bal in een hand. Breng de bal achter de rug en geef de bal door aan de andere hand. Deze hand geeft voorlangs de bal weer door aan de andere hand. Blijf rechtop staan. Wissel van richting. Opbouw: Begin met een handdoek, daarna met een grote softbal en uiteindelijk met een gladde bal.

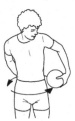

Oefening 2.38 Ga rechtop staan. Houd een bal op de hand. De onderarm wijst naar voren. Maak met de bal een spiraalvorm in de lucht, waarbij de hand eerst naar binnen draait, onder de oksel door, voorlangs omhoog, naar buiten draait en weer in een rechte lijn omlaag beweegt.

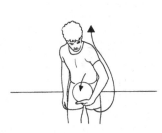
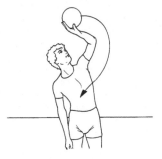

Oefening 2.39 Ga met het gezicht naar de muur toe staan. Buig de elleboog 90 graden en zet de vuist tegen de muur. Houd de elleboog in de zij. Duw met de vuist tegen de muur. Houd ... tellen vast. Ontspan.

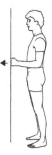

Oefening 2.40 Ga rechtop staan met de rug tegen de muur. Buig de elleboog 90 graden. Houd de elleboog in de zij. Duw de elleboog tegen de muur. Let erop dat je rechtop blijft staan. Houd ... tellen vast. Ontspan.

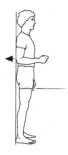

Oefening 2.41 Ga zijdelings tegen een muur staan. De armen hangen langs het lichaam. Duw met de pols/onderarm tegen de muur. Let erop dat je rechtop blijft staan. Houd ... tellen vast. Ontspan.

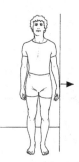

Oefening 2.42 Ga zijdelings tegen de muur staan. Buig de elleboog 90 graden. Duw met de pols/onderarm tegen de muur. Let erop dat je rechtop blijft staan. Houd ... tellen vast. Ontspan.

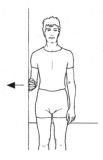

Oefening 2.43 Ga dwars in een deuropening staan. Buig de elleboog 90 graden en zet de pols/onderarm tegen de deurpost. Houd de elleboog in de zij. Duw de pols/onderarm naar binnen tegen de deurpost aan. Blijf rechtop staan. Houd ... tellen vast. Ontspan.

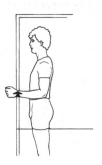

Oefening 2.44 Ga voorover geleund tegen een muur staan. Zet daarvoor de handen op schouderbreedte tegen de muur. De rug en de benen vormen een rechte lijn. Druk het lichaam op door de ellebogen te strekken en ga weer langzaam terug. Let erop dat de benen en de rug in een rechte lijn blijven.

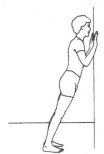
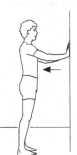

Oefening 2.45 Ga voorover geleund tegen een tafel staan. Zet daarvoor de handen op schouderbreedte tegen de tafel. De rug en de benen vormen een rechte lijn. Druk het lichaam op door de ellebogen te strekken en ga weer langzaam terug. Let erop dat de benen en de rug in een rechte lijn blijven.

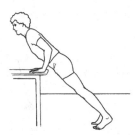
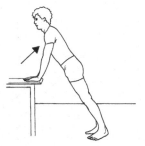

Oefening 2.46   Ga op de buik liggen en zet de handen vlak naast de schouders op de grond. Druk het lichaam vanaf de knieën op door de ellebogen te strekken en ga weer langzaam terug. De rug en de bovenbenen blijven in een rechte lijn.
Variatie   Handen naar buiten of naar binnen draaien. Handen verder uit elkaar zetten.

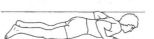 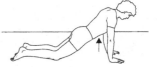

Oefening 2.47   Ga op de buik liggen en zet de handen vlak naast de schouders op de grond. Druk het lichaam op door de ellebogen te strekken en ga weer langzaam terug. De rug en de benen blijven in een rechte lijn.
Variatie   Handen naar buiten of naar binnen draaien.

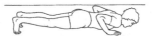 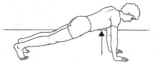

Oefening 2.48   Ga op de buik liggen en zet de handen ongeveer 15 cm naast de schouders op de grond. Druk het lichaam op door de ellebogen te strekken en ga weer langzaam terug. De rug en de benen blijven in een rechte lijn.

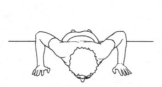 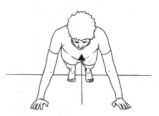

Oefening 2.49   Kruiphouding. Plaats de handen recht onder de schouders en de knieën recht onder de heupen. De handen zijn naar buiten gedraaid. Duw de wervelkolom tussen de schouderbladen naar boven. Houd ... tellen vast en ga weer terug.
Variatie   Meer gewicht op één hand plaatsen.

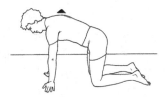

Oefening 2.50   Kruiphouding. Plaats de handen recht onder de schouders en de knieën verder naar achteren dan de heupen. De handen zijn naar buiten gedraaid. Duw de wervelkolom tussen de schouderbladen naar boven. Houd ... tellen vast en ga weer terug.
Variatie   Meer gewicht op één hand plaatsen.

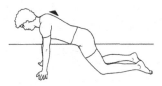

Oefening 2.51   Kruiphouding. Plaats de handen recht onder de schouders en de knieën recht onder de heupen. Leg een opstapje (dikke boeken) vóór de handen op de grond. Stap met de ene hand op het opstapje en zet de andere hand erbij. Stap weer af. Wissel.

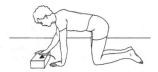

Oefening 2.52   Kruiphouding. Plaats hierbij de ellebogen recht onder de schouders en de knieën recht onder de heupen. Wind een elastische band om de polsen. Duw de wervelkolom tussen de schouderbladen naar boven, terwijl je de onderarmen onder rek naar buiten beweegt. Houd ... tellen vast en ga weer terug.

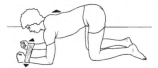

Oefening 2.53   Ga op de grond zitten. Strek de benen en steun met gestrekte armen achter de rug. Richt de vingers hierbij naar voren. Hef de billen van de grond. Breng het gewicht op één arm over en breng de andere arm parallel aan het lichaam. Let erop dat de schouders laag blijven. Houd ... tellen vast. Ga langzaam terug en wissel.

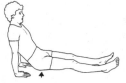 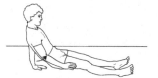

Oefening 2.54   Ga rechtop zitten. Pak met de handen de zijkant van de zitting van de stoel vast. Strek de armen en druk het lichaam omhoog. Ga langzaam weer terug.

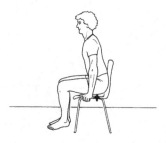

3
Elleboog

Mobiliserende oefeningen

Oefening 3.1 Ga rechtop zitten. Buig de elleboog en zet deze in de zij. Pak met de andere hand de pols vast. Buig de elleboog zo ver mogelijk. Houd met de andere hand deze stand vast en ontspan. Duw dan de elleboog nog iets verder in gebogen stand. Houd ... tellen vast en ga weer terug.

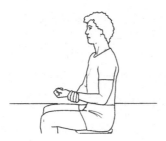 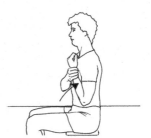

Oefening 3.2 Ga op een armlengte afstand voor een muur staan. Zet de handen op schouderbreedte tegen de muur. Zak door de ellebogen en leun met het lichaam gestrekt voorover. Duw met het gewicht van het lichaam de ellebogen zo ver mogelijk in de gebogen stand. Let erop dat de ellebogen naar beneden zijn gericht. Houd ... tellen vast. Ga weer langzaam terug. Ontspan.

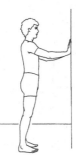 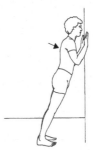

Oefening 3.3 Ga voor een tafel staan en leg de onderarmen op de tafel. De handpalmen zijn naar boven gericht. De ellebogen staan recht onder de schouders. Duw met het gewicht van het bovenlichaam de ellebogen zo ver mogelijk in gebogen stand. Houd ... tellen vast en kom langzaam weer terug. Ontspan.

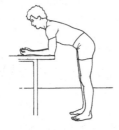 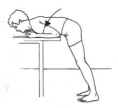

Oefening 3.4   Ga voor een muur staan en houd een handgreep vast. Hang zo ontspannen mogelijk achterover. Strek daarbij de ellebogen zo ver mogelijk. Houd ... tellen vast. Ga weer rechtop staan.
Variatie   Hang aan een deurpost of aan een balk.

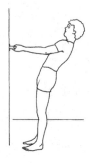

Oefening 3.5   Ga rechtop zitten. Buig de elleboog en leg de hand losjes op de schouder. Ondersteun de bovenarm net boven de elleboog met de andere hand. Strek de elleboog door de onderarm ontspannen te laten vallen. Houd ... tellen vast en ga langzaam weer terug.

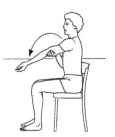

Oefening 3.6   Ga rechtop staan voor een tafel. Zet de hand naar binnen gedraaid op de tafel. De handrug is naar boven gericht. Zet de hand met de andere hand vast. Strek de elleboog totdat je spanning voelt. Houd ... tellen vast en ga weer terug. Ontspan.

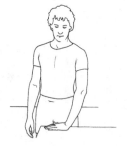
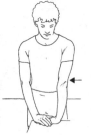

Oefening 3.7 Ga rechtop staan voor een tafel. Leg de hand met de handrug op de tafel. De vingers wijzen naar de buik. Zet de hand vast met de andere hand. Strek de elleboog totdat je spanning voelt. Houd dit ... tellen vast en ga weer terug. Ontspan.

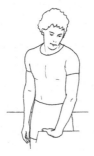
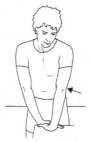

Oefening 3.8 Ga rechtop staan en leg de hand in de andere hand. De vingers zijn naar binnen gedraaid. De handpalm is naar onderen gericht. Strek de elleboog en trek de hand omhoog met de andere hand totdat je spanning voelt. Houd ... tellen vast en laat langzaam los. Ontspan.

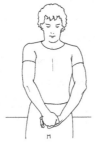
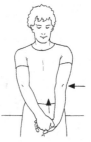

Oefening 3.9 Ga rechtop staan en leg de hand achter de rug in de andere hand. De handpalmen zijn naar boven gericht. Strek de elleboog en trek de hand omhoog met de andere hand totdat je spanning voelt. Houd ... tellen vast en laat langzaam los. Ontspan.

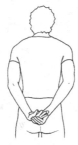
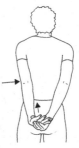

Oefening 3.10 Ga rechtop zitten en leg de vingers ontspannen op de schouder. Strek de arm naar voren en kom rustig weer terug. Let erop dat de hand hierbij op een horizontale lijn blijft.

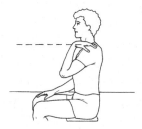 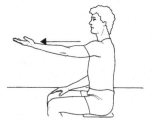

Oefening 3.11 Ga rechtop zitten. Buig de elleboog en leg de hand in een losse vuist tegen de schouder aan. Draai de hand, strek de elleboog, de pols en de vingers in een vloeiende beweging naar beneden. Draai de hand, buig de vingers, de pols en de elleboog in een vloeiende beweging terug naar boven.

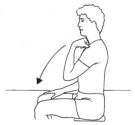 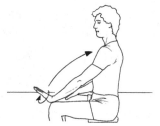

Oefening 3.12 Ga rechtop zitten. Leg de onderarmen op schouderbreedte op de tafel. De handruggen zijn naar boven gericht. Draai de onderarmen zo ver mogelijk naar buiten. Houd ... tellen vast. Ga weer terug.

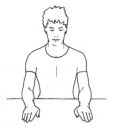 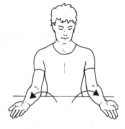

Oefening 3.13   Ga rechtop zitten voor een tafel. Leg de onderarmen op de tafel en houd de handen in de bidgreep. Draai zo ver mogelijk linksom. Houd ... tellen vast. Draai dan zo ver mogelijk rechtsom. Houd ... tellen vast.

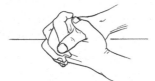
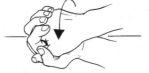

4
Elleboog
Spierfunctieverbeterende oefeningen

Oefening 4.1 Ga rechtop staan. Neem een gewichtje in de hand. De arm hangt langs het lichaam. De handpalm is naar voren gericht. Buig en strek de elleboog afwisselend.

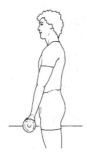
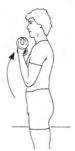

Oefening 4.2 Ga rechtop staan. Buig de knieën licht en zet de voeten iets uit elkaar. Neem in beide handen een gewichtje. Houd de handpalmen naar voren gericht. Buig dan één elleboog. Buig en strek de ellebogen in een tegengestelde beweging.

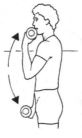

Oefening 4.3 Bevestig een elastische band om een stoelpoot. Ga rechtop zitten. Pak de elastische band vast. De handpalm is naar boven gericht. Buig de elleboog en ga weer langzaam terug.

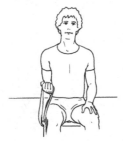
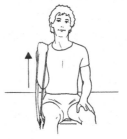

Oefening 4.4 Ga rechtop zitten aan een tafel. Plaats de handpalmen tegen de onderkant van de tafel. Probeer de elleboog te buigen, alsof je de tafel optilt. Houd ... tellen vast en ontspan.

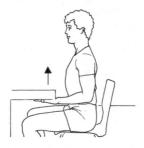

Oefening 4.5 Ga op een stoel zitten. Steun met de onderarm op de knieën. Buig de andere elleboog 90 graden. Neem eventueel een gewichtje in de hand. Houd de elleboog in de zij en strek de elleboog naar achteren. Ga weer langzaam terug.

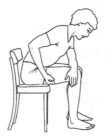
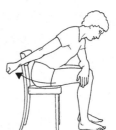

Oefening 4.6 Kruiphouding. Plaats de handen recht onder de schouders en de knieën recht onder de heupen. De handen wijzen naar voren. Zak door de ellebogen en ga weer langzaam terug. De ellebogen wijzen hierbij naar achteren.

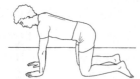
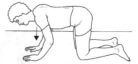

Oefening 4.7   Ga op de grond zitten. Buig de knieën en zet de voeten plat op de grond. Zet de handen achter de rug neer en hef de billen van de grond. Zak door de ellebogen zodat de billen bijna de grond raken en strek daarna weer de ellebogen.

Variatie   Zet de handen op een kleine verhoging.

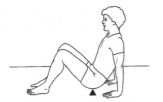 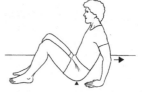

5
Pols en hand

Mobiliserende oefeningen

Oefening 5.1 Ga rechtop aan een tafel zitten. Leg de onderarmen en de handen plat op de tafel. Beweeg beide handen zo ver mogelijk naar je toe. Laat de onderarmen op de tafel liggen. Houd ... tellen vast en ga weer terug. Ontspan.

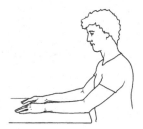
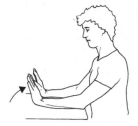

Oefening 5.2 Ga rechtop aan een tafel zitten. Steun met beide ellebogen op tafel en zet de handpalmen tegen elkaar aan. Schuif de ellebogen zo ver mogelijk over de tafel zijwaarts terwijl de handen tegen elkaar aan blijven. Houd ... tellen vast en ga weer terug.

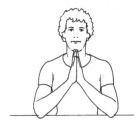
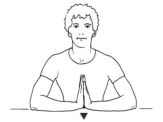

Oefening 5.3 Ga rechtop staan en zet de vingertoppen tegen elkaar aan. Breng de ellebogen naar buiten. De onderarmen zijn horizontaal en de handen wijzen naar beneden. Duw de handen tegen elkaar aan terwijl de onderarmen horizontaal blijven.
Houd ... tellen vast. Ontspan.

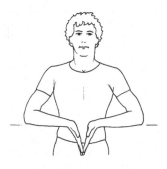
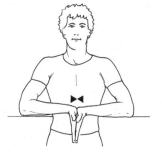

Oefening 5.4 Ga rechtop aan een tafel zitten. Leg de onderarm en de hand plat op de tafel. Zet de onderarm vast met de andere hand. Beweeg de vlakke hand over de tafel zo ver mogelijk naar rechts. Houd ... tellen vast. Ga weer terug en doe hetzelfde naar links.

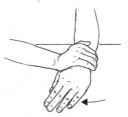 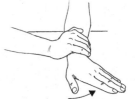

Oefening 5.5 Ga rechtop voor een tafel staan en zet de hand plat op de tafel neer met de vingers naar voren gericht. De elleboog is gestrekt. Zet de hand vast met de andere hand en trek de arm naar boven. Houd ... tellen vast en laat weer los. Ontspan.

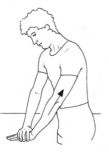

Oefening 5.6 Ga rechtop aan een tafel zitten. Leg de onderarm en de hand plat op de tafel. Spreid zo ver mogelijk de duim. Houd ... tellen vast en sluit de duim weer.

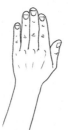 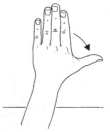

Oefening 5.7   Ga rechtop aan een tafel zitten. Zet de elleboog op de tafel en houd de hand met gestrekte vingers voor je. Draai met de duim cirkeltjes, eerst naar links en dan naar rechts.

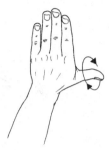

Oefening 5.8   Ga rechtop aan een tafel zitten. Leg de onderarm en de hand plat op de tafel. Spreid de vingers zo ver mogelijk. Houd ... tellen vast en sluit ze weer.

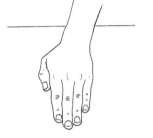
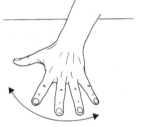

Oefening 5.9   Ga rechtop aan een tafel zitten. Leg de onderarm op tafel. De handpalm is naar boven gericht. De vingers zijn gestrekt. Rol de vingers kootje voor kootje op tot een vuist. Duw met de andere hand de vingers nog iets verder in de gebogen stand. Rol ze dan langzaam weer af.

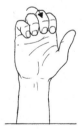
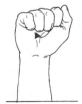

Oefening 5.10 Ga rechtop staan. Hef de arm voorwaarts tot de horizontaal met de handpalm naar boven gericht. Omvat met de andere hand de vingers en trek ze naar je toe totdat je spanning voelt. Houd … tellen vast en laat ze los. Ontspan.

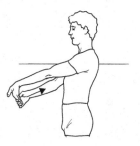

6
Pols en hand
Spierfunctieverbeterende oefeningen

Oefening 6.1   Ga zijdelings aan een tafel zitten. Neem een gewichtje in de hand. Leg de onderarm op de tafel en de hand over de tafelrand. De handpalm is naar beneden gericht. Beweeg de hand naar boven en weer langzaam naar beneden.

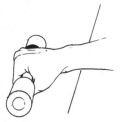 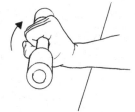

Oefening 6.2   Ga zijdelings aan een tafel zitten. Neem een gewichtje in de hand. Leg de onderarm op de tafel en de hand over de tafelrand. De handpalm is naar beneden gericht. Beweeg de hand langzaam naar links en naar rechts. Laat de onderarm op tafel liggen.

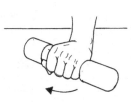 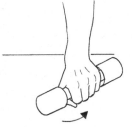

Oefening 6.3   Ga zijdelings aan een tafel zitten. Neem een gewichtje in de hand. Leg de onderarm op de tafel en de hand over de tafelrand. De handpalm is naar beneden gericht. Draai langzaam cirkeltjes met de hand naar rechts. Draai cirkeltjes naar links.

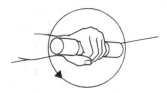

Oefening 6.4 Ga zijdelings aan een tafel zitten. Leg de onderarm op de tafel en de hand over de tafelrand. De handpalm is naar beneden gericht en de vingers zijn gebogen. Leg een elastische band over de handrug. Breng met de andere hand de elastische band op spanning. Beweeg de hand naar je toe en weer langzaam van je af.

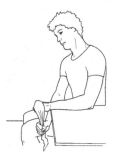 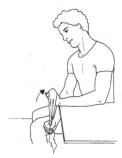

Oefening 6.5 Ga zijdelings aan een tafel zitten. Leg de onderarm op de tafel en de hand over de tafelrand. De handpalm is naar boven gericht en de vingers zijn gebogen. Leg een elastische band over de handpalm. Breng met de andere hand de elastische band op spanning. Beweeg de hand naar je toe en weer langzaam van je af.

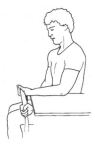 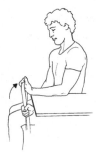

Oefening 6.6 Ga zijdelings aan een tafel zitten. Neem een sponsje of een softballetje in de hand. Leg de onderarm op de tafel en de hand over de tafelrand. De handpalm is naar beneden gericht en de pols is recht. Houd de pols recht en knijp dan heel langzaam in het balletje. Laat dan langzaam de spanning weer los.

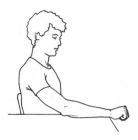

Oefening 6.7 Ga zijdelings aan een tafel zitten. Neem een sponsje of een softballetje in de hand. Leg de onderarm op de tafel en de hand over de tafelrand. De handpalm is naar beneden gericht. Knijp langzaam in het balletje en beweeg tegelijkertijd de hand langzaam naar je toe. Ga weer terug totdat de pols recht is. Ontspan daarna de hand.

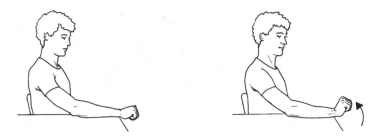

Oefening 6.8 Ga rechtop zitten. Neem een spons in de hand. Knijp in de spons. Houd ... tellen vast en laat langzaam los.
Variatie Houd de hand in een bak met warm water.

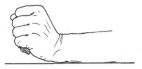

Oefening 6.9 Ga ontspannen rechtop staan. Neem een stok verticaal in de hand en laat deze beetje bij beetje zakken door de hand snel te openen en te sluiten.

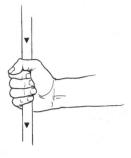

Oefening 6.10   Ga rechtop aan tafel zitten. Leg de onderarm en de hand met de pinkzijde op tafel. Spreid de vingers zo ver mogelijk. Houd ... tellen vast en sluit ze weer.

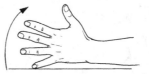

Oefening 6.11   Ga zijdelings aan een tafel zitten. Leg de onderarm en de handpalm op de tafel. De vingers zijn gestrekt en steken over de rand van de tafel uit. Buig de gestrekte vingers om de tafelrand. Houd ... tellen vast en ga weer terug.

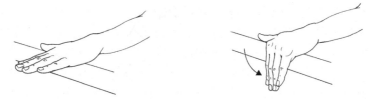

Oefening 6.12   Ga zijdelings aan tafel zitten waarvan het tafelblad niet dikker is dan 3 cm. Leg de onderarm en de handpalm op tafel. De vingers zijn gestrekt en steken over de rand van de tafel uit. Buig de vingers om de tafelrand. Buig hierbij ook de vingerkootjes. Kom langzaam weer terug.

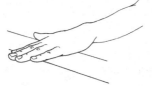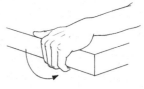

Oefening 6.13   Ga rechtop zitten. Houd de hand voor je met de handpalm naar je toe gericht. Duw de top van de duim en de pink tegen elkaar. Strek dan de vingers. Doe hetzelfde met de andere vingers.

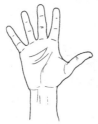 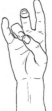

Oefening 6.14   Ga rechtop aan tafel zitten. Leg de onderarm en de hand plat op tafel. Til de vingers één voor één gestrekt op.

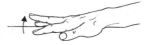

Oefening 6.15   Ga rechtop aan tafel zitten. Leg een vel papier op tafel. Maak met de hand een prop van het papier. Maak de prop zo klein mogelijk.

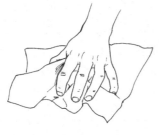 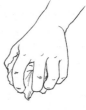

Oefening 6.16   Ga rechtop aan tafel zitten. Leg de onderarm en de hand plat op de tafel. Trommel met de vingers op tafel.

Oefening 6.17   Ga rechtop aan tafel zitten. Doe lichte oefeningetjes met de hand. Speel met een balletje, een spons, een muntstuk, een aansteker enzovoort.

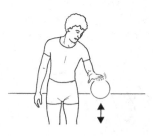

Oefening 6.18   Ga rechtop staan. Houd een bal vast. Stuiter de bal op de grond.

7
Cervicale wervelkolom
Mobiliserende oefeningen

Oefening 7.1   Ga op de rug liggen. Leg de armen langs het lichaam. Trek de kin iets in. Draai het hoofd langzaam zo ver mogelijk naar links en dan naar rechts. Laat het hoofd hierbij op de grond liggen.

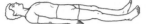 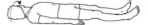

Oefening 7.2   Ga op de rug liggen. Leg de armen langs het lichaam. Trek de kin in. Duw de nek hierbij tegen de grond. Houd ... tellen vast. Ontspan.

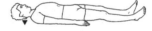

Oefening 7.3   Ga rechtop zitten. Trek de kin iets in. Draai het hoofd langzaam zo ver mogelijk naar rechts. Draai weer terug en doe hetzelfde naar links.

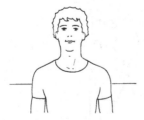 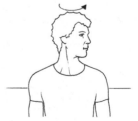

Oefening 7.4   Ga rechtop zitten. Laat de armen ontspannen langs het lichaam hangen. Beweeg het linkeroor richting linkerschouder totdat je spanning voelt. Houd ... tellen vast en ga weer terug. Doe hetzelfde voor de rechterkant.

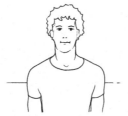 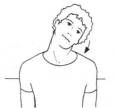

Oefening 7.5   Ga rechtop zitten. Zet de vingertoppen hoog in de nek langs de ruggengraat. Probeer met de nek tegen de vingers te duwen door de kin in te trekken en de nek lang te maken. Houd ... tellen vast. Ontspan.

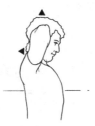

Oefening 7.6   Ga rechtop zitten. Beweeg het hoofd zo ver mogelijk achterover en leg het hoofd eventueel in de nek. Doe dit langzaam en voorzichtig. Houd ... tellen vast en kom weer terug.
Variatie   Mond open en dicht.

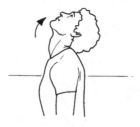

Oefening 7.7   Ga rechtop zitten. Draai het hoofd langzaam naar links. Maak als je niet verder kunt een korte knik voorover en dan achterover. Ga terug en doe hetzelfde naar de rechterkant.

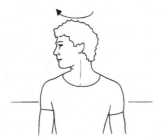
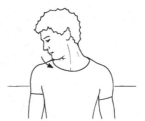

Oefening 7.8   Ga rechtop zitten. Trek de kin iets in. Buig het hoofd voorover en laat het hoofd hangen. Draai dan het hoofd zijwaarts omhoog naar het plafond, eerst naar rechts en dan naar links.

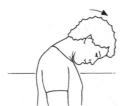
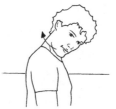

Oefening 7.9   Ga rechtop zitten. Laat de armen ontspannen hangen. Trek de kin iets in. Kijk langzaam zo ver mogelijk onder de linkeroksel door. Draai en buig hierbij het hoofd in één beweging. Ga terug en kijk dan langzaam onder de rechteroksel door.

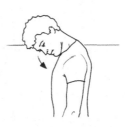

Oefening 7.10   Ga rechtop zitten. Beweeg het hoofd achterover en leg het hoofd in de nek. Draai dan langzaam zo ver mogelijk naar links. Houd ... tellen vast. Draai dan langzaam zo ver mogelijk naar rechts. Houd ... tellen vast. Kom weer terug.

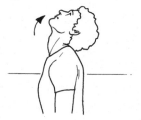 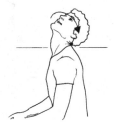

Oefening 7.11   Ga rechtop zitten. Houd met de hand de punt van de zitting van de stoel vast. Beweeg het hoofd schuin naar achteren. Volg met de romp de beweging totdat je spanning voelt in de hals. Houd ... tellen vast. Kom langzaam weer terug.
                     Variatie   Mond open en dicht.

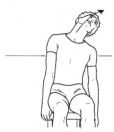

Oefening 7.12   Ga rechtop zitten en trek de kin iets in. Buig het hoofd voorover naar de borst. Zet de handen op het achterhoofd en duw het hoofd nog iets verder naar voren totdat je spanning voelt. Houd ... tellen vast en laat los. Ontspan.

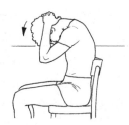

Oefening 7.13   Ga rechtop zitten en trek de kin iets in. Draai het hoofd zo ver mogelijk naar links. Pak dan met de linkerhand de kin en met de rechterhand het achterhoofd bij het linkeroor vast. Draai het hoofd nog iets verder totdat je spanning voelt. Houd ... tellen vast. Ontspan.

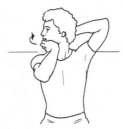

Oefening 7.14   Ga rechtop zitten en houd met de linkerhand de rand van de stoel vast. Laat het hoofd zo ontspannen mogelijk zijwaarts naar rechts hangen. Leg de rechterhand op de zijkant van het hoofd neer en duw verder zijwaarts totdat je spanning voelt. Houd ... tellen vast. Laat dan los en ontspan.

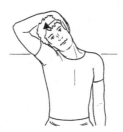

Oefening 7.15   Ga rechtop zitten en trek de kin iets in. Leg de rechterhand in de nek en de linkerhand op het achterhoofd. Buig het hoofd naar voren. Draai het hoofd naar links en beweeg het linkeroor naar de linkerschouder. Duw met de hand verder totdat je spanning in de nek voelt. Houd ... tellen vast. Ga terug en ontspan.

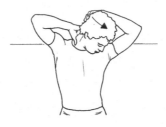

Oefening 7.16   Ga rechtop zitten en houd de zitting van de stoel vast met een hand. Leg de andere hand op het achterhoofd. Buig het hoofd naar voren en draai het hoofd richting de geheven arm. Leun met het bovenlichaam in dezelfde richting. Duw met de hand het hoofd verder totdat je spanning voelt. Houd … tellen vast. Ga terug en ontspan.

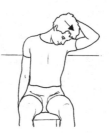

8
Cervicale wervelkolom

Spierfunctieverbeterende oefeningen

Oefening 8.1 Ga rechtop staan en trek de kin iets in. Vouw de handen en zet ze op het voorhoofd. Buig het hoofd naar voren maar verhinder dit door met de handen weerstand te geven. Houd ... tellen vast. Laat langzaam los.

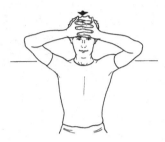

Oefening 8.2 Ga rechtop staan en trek de kin iets in. Leg de handen over elkaar op het achterhoofd. Buig het hoofd naar achteren maar verhinder dit door met de handen weerstand te geven. Houd ... tellen vast. Laat langzaam los.

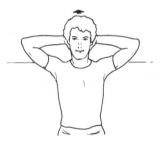

Oefening 8.3 Ga rechtop staan en trek de kin iets in. Zet de handen tegen de zijkanten van het hoofd. Beweeg het linkeroor naar de linkerschouder maar verhinder dit door met de handen weerstand te geven. Houd ... tellen vast. Laat langzaam los. Doe dan hetzelfde naar rechts.

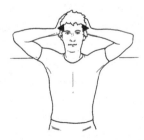

Oefening 8.4   Ga rechtop staan en trek de kin iets in. Zet één hand op het voorhoofd en de andere hand op het achterhoofd. Draai het hoofd naar een kant maar verhinder dit door met de handen weerstand te geven. Houd ... tellen vast. Laat langzaam los en wissel van richting.

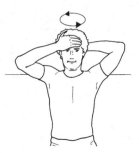

9
Thoracale wervelkolom

Mobiliserende oefeningen

Oefening 9.1 Ga rechtop staan. Houd één arm langs het lichaam en de andere arm gestrekt langs het hoofd. Beweeg de armen tegengesteld zo ver mogelijk omhoog en omlaag.

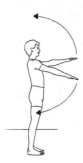

Oefening 9.2 Ga rechtop zitten. Leg één hand losjes in de nek. Houd de andere hand gestrekt langs het hoofd. Reik met de hand naar het plafond. Houd ... tellen vast. Ontspan.

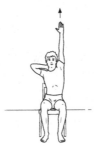

Oefening 9.3 Ga rechtop zitten. Leg de handen losjes in de nek. Houd de bovenarmen horizontaal. Beweeg de ellebogen zo ver mogelijk naar voren. Houd ... tellen vast en ga weer terug. Beweeg dan de ellebogen zo ver mogelijk naar achteren. Houd ... tellen vast en ga weer terug. Let erop dat de bovenarmen horizontaal blijven.

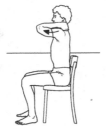
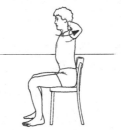

Oefening 9.4   Ga rechtop zitten. Hef de armen gestrekt zijwaarts. De ene duim wijst omhoog, de andere duim wijst naar beneden. Draai het hoofd naar de kant waar de duim naar beneden wijst. Draai dan het hoofd naar de andere kant en draai hierbij tegelijkertijd de duimen. Probeer deze oefening vloeiend te doen in een rustig tempo.

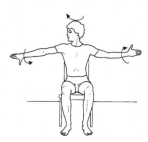

Oefening 9.5   Ga rechtop staan. Leg de handen losjes op de schouders. Draai grote kringen met de ellebogen alsof je aan het kanoën of borstcrawlen bent. Vooruit en achteruit draaien.

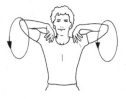

Oefening 9.6   Ga rechtop staan. Spreid de armen. De handpalmen zijn naar boven gericht en de vingers zijn gespreid. Adem maximaal uit en beweeg tegelijkertijd de romp zo ver mogelijk naar voren. Houd het hoofd zoveel mogelijk rechtop en de handen op dezelfde plaats. Houd ... tellen vast en kom langzaam weer terug.

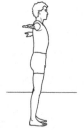 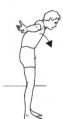

Oefening 9.7 Ga rechtop staan. Zet de voeten iets uit elkaar. Strek de armen langs de oren omhoog. Adem in en reik tegelijkertijd zo ver mogelijk met de handen naar het plafond. Houd de handen op dezelfde hoogte en adem uit. Voer deze oefening langzaam en ritmisch uit.

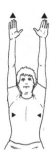

Oefening 9.8 Ga rechtop zitten. Houd één arm gestrekt langs het hoofd en de andere arm langs het lichaam. Reik naar het plafond. Houd ... tellen vast. Kom terug.

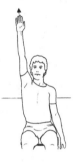

Oefening 9.9 Ga op een stoel met een lage rugleuning zitten. Vouw de handen in elkaar achter de rugleuning. Maak de rug recht en breng de schouderbladen naar elkaar toe. Duw de handen naar de grond en leun iets naar achteren over de rugleuning heen. Houd ... tellen vast en kom weer terug.

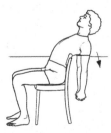

Oefening 9.10 Ga rechtop zitten. Laat de armen ontspannen langs het lichaam hangen. Draai het bovenlichaam zo ver mogelijk naar rechts. Kom weer terug en draai het bovenlichaam dan zo ver mogelijk naar links. Let erop dat het onderlichaam niet meedraait.

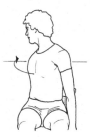

Oefening 9.11 Ga rechtop staan. Zet de rechterhand op het bekken en strek de linkerarm naar boven. Beweeg zo ver mogelijk zijwaarts naar rechts. Blijf ook op de linkervoet staan. Voel de spanning. Houd ... tellen vast en ga langzaam weer terug.

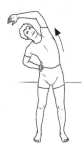

Oefening 9.12 Ga rechtop zitten. Beweeg het bovenlichaam zo ver mogelijk zijwaarts. Kom langzaam terug en wissel van richting.

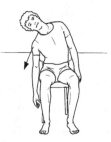

Oefening 9.13   Ga op een kruk zitten. Plaats onder de linkerbil een klein kussentje. Leg beide handen losjes in de nek en spreid de ellebogen. Beweeg de romp zoveel mogelijk naar links. Houd ... tellen vast en ga weer terug. Ontspan.

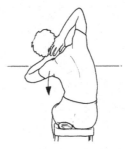

Oefening 9.14   Ga rechtop zitten. Houd de armen gestrekt langs het hoofd. Pak met één hand de pols van de andere hand vast. Beweeg het bovenlichaam schuin naar voren en zijwaarts. Trek aan de arm in dezelfde richting. Houd ... tellen vast en ga weer terug.

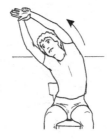

Oefening 9.15   Ga op de hielen zitten. Buig het bovenlichaam voorover en rust met het hoofd op de grond. Breng de armen naar voren. Strek de armen zo ver mogelijk uit. Adem hierbij rustig door. Houd ... tellen vast. Ontspan.

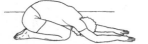 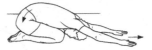

Oefening 9.16   Kruiphouding. Plaats de handen recht onder de schouders en de knieën recht onder de heupen. Ga met de neus naar de knieën terwijl de handen blijven staan. Ga dan met de neus over de grond naar voren tot waar de handen staan en van daaruit weer terug in de kruiphouding.

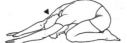
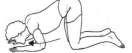

Oefening 9.17   Kruiphouding. Plaats de ellebogen recht onder de schouders en de knieën recht onder de heupen. Duw het borstbeen naar de grond zodat de bovenrug hol wordt. Houd ... tellen vast en ga terug. Maak dan de bovenrug bol. Houd ... tellen vast en ga terug.

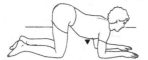
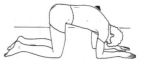

Oefening 9.18   Kruiphouding. Plaats de handen recht onder de schouders en de knieën recht onder de heupen. Zak door de ellebogen zodat de bovenrug holler wordt. Houd ... tellen vast en ga weer terug. Strek daarna de ellebogen en maak daarbij een 'kattenrug' zodat de bovenrug boller wordt. Houd ... tellen vast en ga weer terug.

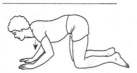
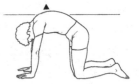

Oefening 9.19 Kruiphouding. Plaats de handen recht onder de schouders en de knieën recht onder de heupen. Zet de linkerhand met de handpalm op de onderrug. Kijk naar de elleboog en draai deze naar achter. Houd ... tellen vast en kom weer terug.

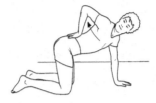

Oefening 9.20 Kruiphouding. Plaats de ellebogen recht onder de schouders en de knieën recht onder de heupen. Strek één elleboog, zodat je een draaibeweging maakt in de rug. Ga langzaam terug en wissel.

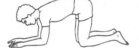 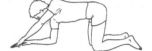

Oefening 9.21 Kruiphouding. Plaats de handen recht onder de schouders en de knieën recht onder de heupen. Zak door de rechterelleboog en draai het hoofd hierbij naar links. Ga terug en wissel. Voer de oefening rustig uit.

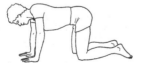 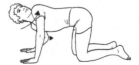

10
Thoracale wervelkolom

Spierfunctieverbeterende oefeningen

Oefening 10.1   Ga op de buik liggen. Rust met het voorhoofd op de grond. Trek de schouderbladen naar elkaar toe. Houd hierbij de schouders laag en trek de kin iets in. Laat de armen ontspannen op de grond liggen. Houd ... tellen vast. Ontspan.
                     Variatie   Beweeg tegelijkertijd de armen omhoog.

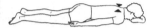

Oefening 10.2   Ga op de hielen zitten. Buig het bovenlichaam voorover. Rust met het hoofd op de grond en leg de armen langs het lichaam. Trek de schouders naar achteren en de schouderbladen naar elkaar toe. Houd dit ... tellen vast en ga weer terug. Let erop dat het hoofd op de grond blijft liggen.

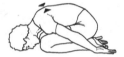

Oefening 10.3   Ga rechtop zitten op een kruk. Houd een stok op schouderbreedte vast achter het lichaam. De handpalmen zijn naar voren gericht. Beweeg de stok met gestrekte armen naar achteren. Maak jezelf lang en beweeg de borst naar voren. Houd ... tellen vast en ga weer terug.

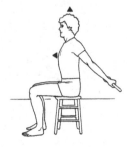

Oefening 10.4 Ga rechtop zitten. Pak een stok vast op schouderbreedte. Hef de armen gestrekt langs de oren omhoog. Maak jezelf lang en beweeg de borst naar voren. Houd ... tellen vast en ga langzaam weer terug.

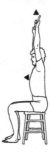

Oefening 10.5 Ga op de grond zitten. Buig de knieën en zet de voeten plat op de grond. Leun iets naar achteren en steun op de handen. Maak jezelf lang en duw de borst naar voren. Houd deze houding ... tellen vast en ga weer terug.

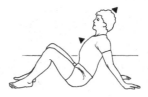

Oefening 10.6 Ga op de buik liggen. Rust met het voorhoofd op de handen. Hef tegelijkertijd de ellebogen en het hoofd ongeveer 5 cm van de grond. Houd ... tellen vast en ga weer terug.

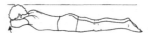

Oefening 10.7   Ga op de buik liggen. Rust met de kin op de handen. Hef tegelijkertijd de ellebogen en het hoofd ongeveer 5 cm van de grond. Houd ... tellen vast en ga weer terug.

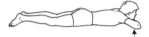

Oefening 10.8   Ga op de buik liggen. Rust met het voorhoofd op de handen. Hef tegelijkertijd de ellebogen, het hoofd en het bovenlichaam van de grond. Houd vast en raak met de ellebogen om beurten de grond aan door de romp te draaien.

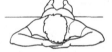 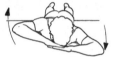

Oefening 10.9   Ga op de buik liggen. Leg de armen gestrekt naar voren. Til tegelijkertijd de armen, het hoofd en het bovenlichaam van de grond. Houd ... tellen vast en kom weer rustig terug.

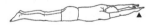

Oefening 10.10   Ga op de buik liggen. Spreid de armen 'als een vliegtuig'. Hef tegelijkertijd de armen, het hoofd en het bovenlichaam van de grond. Houd ... tellen vast en ga weer rustig terug.

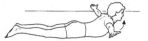

Oefening 10.11   Ga op de buik liggen en pak met beide handen een bal vast. Houd de bal bij de kin en gooi de bal tegen de muur.

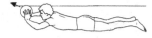

Oefening 10.12   Ga op de buik liggen. Rust met het voorhoofd op de grond. Neem een gewichtje in de handen. Spreid de armen zijwaarts. Hef de gestrekte armen ongeveer 5 cm van de grond, waarbij je de schouderbladen naar elkaar toe trekt. Ga door totdat vermoeidheid optreedt. Ga langzaam terug. Ontspan.

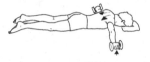

11

Lumbale wervelkolom en bekken

Mobiliserende oefeningen

Oefening 11.1   Ga op de buik liggen. De armen liggen ontspannen naast het lichaam. Draai het hoofd opzij. Ontspan het hele lichaam zoveel mogelijk. Blijf ongeveer vijf minuten liggen.

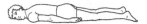

Oefening 11.2   Ga op de buik liggen en steun op de ellebogen. Zet de ellebogen recht onder de schouders. Blijf ongeveer vijf minuten in deze houding liggen. Let erop dat je de onderrug loslaat, 'doorhangt'.

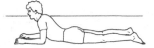

Oefening 11.3   Ga op de buik liggen en plaats de handen naast de schouders. Druk het bovenlichaam zo ver mogelijk op. Laat de benen ontspannen liggen en laat de onderrug los ('als een hangmat'). Ga dan weer terug. Probeer uiteindelijk de armen geheel te strekken.

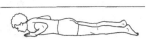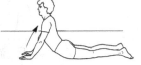

Oefening 11.4   Ga op de rug liggen. Buig de knieën en zet de voeten plat op de grond. Beweeg de knieën naar de borst. Sla de handen om de knieën en trek ze naar de borst. Laat dan de benen met gebogen knieën zakken.

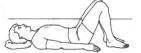
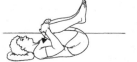

Oefening 11.5   Ga rechtop staan en plaats de handen op de onderrug. Trek de kin iets in. Buig het bovenlichaam achterover terwijl je op de handen steunt. Ga weer terug. Let erop dat je de knieën zo recht mogelijk houdt.

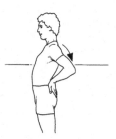

Oefening 11.6   Ga op een kruk zitten. Maak de rug afwisselend bol (onderuitgezakt zitten) en hol (overdreven rechtop zitten).

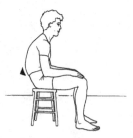
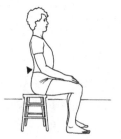

Oefening 11.7   Ga op een kruk zitten. Maak de onderrug hol (overdreven). Ontspan dan iets, zodat de spanning vermindert. Probeer deze houding langere tijd vol te houden.

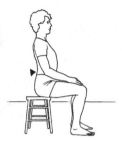 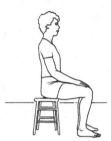

Oefening 11.8   Ga op de rug liggen. Buig de benen en zet de voeten plat op de grond. Kantel het bekken achterover door de buikspieren aan te spannen, zodat de onderrug tegen de grond wordt gedrukt. Kantel dan het bekken voorover door de buik los te laten, zodat de onderrug hol wordt.

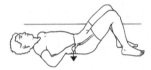

Oefening 11.9   Ga op de rug liggen. Strek de benen. Kantel het bekken langzaam achterover zodat de onderrug tegen de grond wordt gedrukt. Kantel dan het bekken langzaam voorover zodat de onderrug hol wordt.

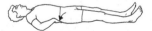

Oefening 11.10   Ga op de hielen zitten. Ga voor de hielen zitten zodat de onderrug hol wordt. Ga dan achter de hielen zitten zodat de onderrug bol wordt.

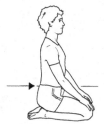 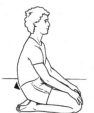

Oefening 11.11   Ga rechtop staan en zet de handen op de bekkenrand. Maak de onderrug bol door de buik- en bilspieren aan te spannen. Laat dan los zodat de onderrug hol wordt.

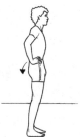 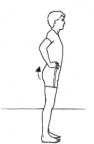

Oefening 11.12   Kruiphouding. Plaats de handen recht onder de schouders en de knieën recht onder de heupen. Maak de onderrug afwisselend hol en bol. Houd de armen hierbij gestrekt.

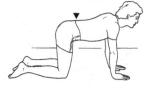 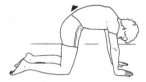

Oefening 11.13   Kruiphouding. Zet de handen op een laag krukje. Maak de onderrug bol door de buik omhoog te bewegen. Maak dan de onderrug hol door de buik omlaag te bewegen.

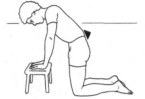 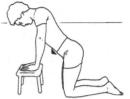

Oefening 11.14   Ga op de rug liggen. Leg de benen gestrekt op de grond. Zet eventueel de handen in de zij. Maak afwisselend het linker- en het rechterbeen zo lang mogelijk. Doe dit door het ene been gestrekt over de grond weg te strekken en het andere been gestrekt over de grond op te trekken. Let erop dat je de onderrug niet hol trekt.

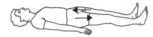

Oefening 11.15   Ga op de rug liggen. Leg de benen gestrekt op de grond. Trek de knie zo ver mogelijk naar de borst. Houd … tellen vast en ga weer langzaam terug.

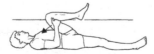

Oefening 11.16 Ga op de rug liggen en trek beide knieën naar de borst. Pak met de handen de knieën vast en draai grote cirkels, kleine cirkels en achtjes. Stel je hierbij voor dat je een stok verticaal tussen de knieën klemt en ermee op het plafond schrijft.

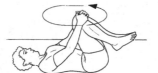 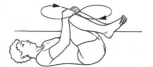

Oefening 11.17 Ga op de rug liggen. Buig het linkerbeen en zet de voet naast de knie van het rechterbeen. Pak met de rechterhand de linkerknie vast en draai deze over het rechterbeen heen. Laat de linkerschouder op de grond liggen. Houd ... tellen vast en ga weer terug.

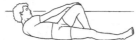 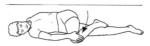

Oefening 11.18 Ga op de rug liggen. Buig de knieën en zet de voeten plat op de grond. Beweeg beide knieën zo ver mogelijk naar één kant. Let erop dat de voeten op de grond blijven staan en de schouders niet meebewegen. Houd ... tellen vast en ga weer terug.

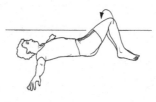

Oefening 11.19 Kruiphouding. Plaats de handen recht onder de schouders en de knieën recht onder de heupen. Maak kwispelbewegingen: beweeg het bekken zo ver mogelijk naar links en dan zo ver mogelijk naar rechts in een langzaam tempo.

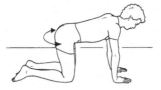

Oefening 11.20 Kruiphouding. Plaats de handen recht onder de schouders en de knieën recht onder de heupen. Zet de linkerhand met de handpalm op het bekken. Kijk naar de linkerelleboog en draai deze naar achteren. Houd ... tellen vast en ga weer terug.

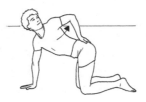

Oefening 11.21 Ga op de rug liggen. Buig de knieën en zet de voeten plat op de grond. Pak de knieën vast met beide handen. Trek de knieën naar de borst toe. Duw dan met de handen op de knieën richting de heupen totdat je spanning voelt in de onderrug. Houd ... tellen vast en laat los.

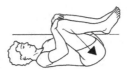

Oefening 11.22 Ga op de zij liggen. Buig het onderste been en strek het bovenste been. Maak het bovenste been zo lang mogelijk door dit been gestrekt over de grond weg te schuiven. Strek de bovenste arm uit langs het hoofd. Houd ... tellen vast en ga dan langzaam terug.

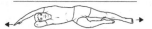

Oefening 11.23 Ga staan en pak aan weerszijden een deur vast bij de deurkrukken. Zak door de knieën en hang uit. Voel de spanning in de onderrug. Houd ... tellen vast en ga weer terug.

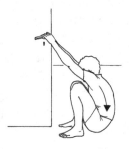

Oefening 11.24 Ga op de zij liggen en strek de benen. Steun met het bovenlichaam op de onderarm. De elleboog staat recht onder de schouder en de onderarm wijst naar voren. Laat het bovenlichaam uithangen. Voel de spanning in de zij. Houd ... tellen vast en ga weer terug.

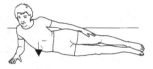

Oefening 11.25   Ga zitten en zet een voet op de stoel. Draai het bovenlichaam zo ver mogelijk van de voet weg. Houd ... tellen vast en ga weer terug.

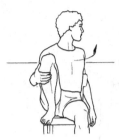

Oefening 11.26   Ga voor een tafel staan en zet een voet op de tafel. Houd het standbeen gestrekt. Beweeg het gebogen been naar buiten en de romp naar voren. Houd ... tellen vast en ga weer terug.

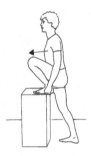

Oefening 11.27   Ga met één been op een verhoging staan (bijvoorbeeld een traptrede). Laat het andere been vrij hangen. Slinger het vrijhangende been ontspannen en langzaam naar voren en naar achteren. Let erop dat je niet te grote uitslagen maakt en houd het bekken horizontaal.

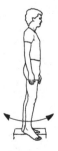

Oefening 11.28   Ga rechtop staan. Zet de voeten iets uit elkaar. 'Sambadans': strek afwisselend het ene been terwijl je het andere been licht buigt. Verplaats het gewicht steeds boven het gestrekte been. Let erop dat de voeten plat op de grond blijven.

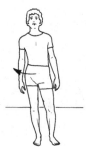 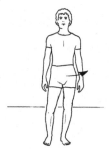

Oefening 11.29   Ga rechtop staan. Trek één been naar de borst. Probeer rechtop te blijven staan. Houd ... tellen vast en ga weer terug.

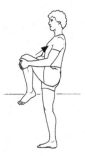

12

Lumbale wervelkolom en bekken

Spierfunctieverbeterende oefeningen

Oefening 12.1 Ga op de rug liggen. Buig de knieën en zet de voeten plat op de grond. Span de buikspieren aan door de buik plat te maken. De onderrug wordt hierbij tegen de grond gedrukt. Houd ... tellen vast en laat langzaam weer los.

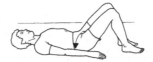

Oefening 12.2 Ga op de rug liggen. Leg de onderbenen horizontaal op een verhoging (bijvoorbeeld stoel of bed). Beweeg de kin naar de borst en kom met de romp omhoog. Tik met de handen de knieën aan en ga langzaam weer terug.

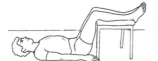 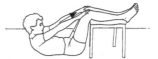

Oefening 12.3 Ga op de rug liggen. Buig de knieën en zet de voeten plat op de grond. Laat de armen langs het lichaam liggen. Duw de onderrug tegen de grond. Beweeg de kin naar de borst en kom met het bovenlichaam zo ver omhoog dat de schouderbladen net van de grond loskomen. Houd ... tellen vast en ga langzaam weer terug.
Variatie   Ga in snel tempo heen en terug.

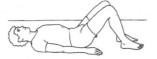 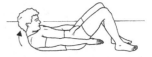

Oefening 12.4   Ga op de rug liggen. Buig de knieën en zet de voeten plat op de grond. Houd de armen gekruist op de borst. Duw de onderrug tegen de grond en beweeg de kin naar de borst en kom met de romp zo ver omhoog dat de schouderbladen net van de grond loskomen. Houd ... tellen vast en ga langzaam weer terug.

Variatie   Ga in snel tempo heen en terug.

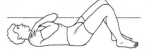 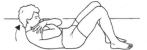

Oefening 12.5   Ga op de rug liggen. Buig de knieën en zet de voeten plat op de grond. Leg de handen losjes in de nek. De ellebogen wijzen naar buiten. Duw de onderrug tegen de grond. Beweeg de kin naar de borst en kom met de romp zo ver omhoog dat de schouderbladen net van de grond loskomen. Houd ... tellen vast en ga langzaam weer terug.

Variatie   Ga in snel tempo heen en terug.

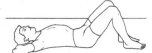 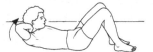

Oefening 12.6   Ga op de rug liggen. Buig de knieën en zet de voeten plat op de grond. Houd de armen langs het lichaam. Duw de onderrug tegen de grond. Beweeg de kin naar de borst en kom schuin omhoog. Raak met de linkerhand de buitenkant van de rechterknie aan en ga weer terug. Wissel van richting.

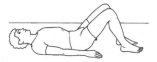 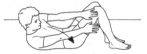

Oefening 12.7   Ga op de rug liggen. Buig de knieën en zet de voeten plat op de grond. Klap beide knieën naar één kant. Beweeg de kin naar de borst en kom met de romp een klein stukje recht omhoog. Houd … tellen vast en ga langzaam weer terug.

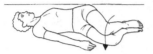 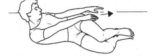

Oefening 12.8   Ga op de rug liggen. Leg de benen gestrekt op de grond. Duw de hielen en de onderrug tegen de grond. Beweeg de kin naar de borst en kom met het hoofd en de schouders omhoog. Houd … tellen vast en ga weer terug.

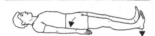 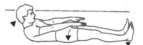

Oefening 12.9   Ga op de rug liggen. Leg de benen gespreid op de grond. Duw de hielen en de onderrug tegen de grond. Beweeg de kin naar de borst en draai met de romp omhoog in het verlengde van één gespreid been. Houd … tellen vast en ga weer terug. Wissel.

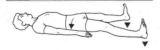 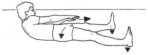

Oefening 12.10   Ga op de rug liggen. Buig de knieën en zet de voeten plat op de grond. Beweeg het linkerbeen naar de borst en zet de rechterhand tegen de linkerknie. Duw de hand en de knie zo krachtig mogelijk tegen elkaar. Houd ... tellen vast en ga terug.

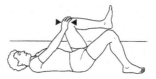

Oefening 12.11   Ga op de rug liggen. Houd de bovenbenen verticaal en de onderbenen horizontaal over elkaar heen geslagen. Kantel het bekken achterover door de onderrug tegen de grond te drukken. Hierdoor bewegen de knieën een klein stukje omhoog. Ga langzaam terug.

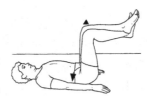

Oefening 12.12   Ga op de rug liggen. Buig de knieën en zet de voeten plat op de grond. Kantel het bekken achterover door de onderrug tegen de grond te drukken. Span de buikspieren aan en til de voeten gelijktijdig ongeveer 20 cm van de grond. Houd ... tellen vast en zet de voeten langzaam weer neer.

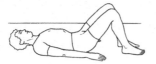 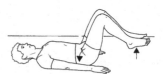

Oefening 12.13   Ga op de rug liggen. Buig een been naar de borst. Het andere been ligt gestrekt op de grond. Beweeg de benen in een rustig tempo in tegengestelde richting.

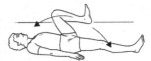

Oefening 12.14   Ga rechtop zitten. Strek de benen omhoog. Beweeg de benen gestrekt naar beneden totdat de onderrug hol dreigt te worden. Ga op dat niveau 'fietsen' in de lucht, vooruit en achteruit. Let erop dat je de benen goed uitstrekt.

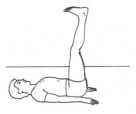
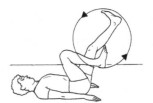

Oefening 12.15   Ga op de rug liggen. Houd de armen ontspannen langs het lichaam. Span de bilspieren aan. Houd ... tellen vast en laat dan langzaam weer los.

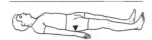

Oefening 12.16 Ga rechtop zitten.
Span de buik- en bilspieren aan zodat je 5 cm groter wordt. Ontspan.

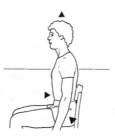

Oefening 12.17 Ga rechtop staan. Span de bilspieren aan. Houd ... tellen vast en laat weer los.

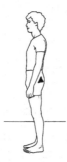

Oefening 12.18 Ga op de rug liggen. Buig de knieën en zet de voeten plat op de grond. Kantel het bekken achterover en maak een bruggetje zodat het bovenlichaam in het verlengde van de bovenbenen ligt. Houd ... tellen vast en rol daarna wervel voor wervel af. Ontspan.

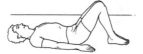 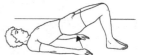

Oefening 12.19 Ga op de rug liggen. Buig de knieën en zet de voeten plat op de grond. Kantel het bekken achterover en maak een bruggetje zodat het bovenlichaam in het verlengde van de bovenbenen ligt. Strek één been uit. Houd … tellen vast. Zet het been langzaam neer en rol daarna wervel voor wervel af. Ontspan.

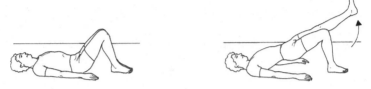

Oefening 12.20 Kruiphouding. Plaats de handen recht onder de schouders en de knieën recht onder de heupen. Beweeg één been opzij omhoog. Let erop dat je het onderbeen hooghoudt. Houd … tellen vast en ga weer terug.

Oefening 12.21 Kruiphouding. Plaats de handen recht onder de schouders en de knieën recht onder de heupen. Beweeg één been met gebogen knie naar achteren en omhoog. Houd … tellen vast en ga terug.

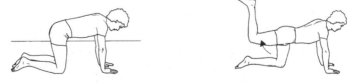

Oefening 12.22   Kruiphouding. Plaats de ellebogen recht onder de schouders en de knieën recht onder de heupen. Beweeg één been met de knie gebogen zo ver mogelijk naar achteren en omhoog. Houd ... tellen vast. Veer dan ... keer omhoog.

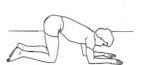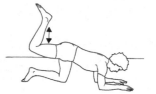

Oefening 12.23   Kruiphouding. Plaats de handen recht onder de schouders en de knieën recht onder de heupen. Beweeg één knie naar de borst en buig het hoofd. Strek het been vervolgens naar achteren en strek het hoofd zodat het bovenlichaam en het been een rechte lijn vormen.

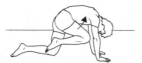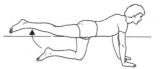

Oefening 12.24   Ga op de rug liggen. Buig de knieën en zet de voeten plat op de grond. Spreid de armen en buig de ellebogen ('sta of ik schiet' houding). Houd de polsen op de grond en buig de handen naar het plafond. Kantel het bekken achterover door de buikspieren aan te spannen. Duw tegelijkertijd de polsen en de ellebogen tegen de grond. Houd ... tellen vast. Ontspan ... tellen.

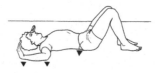

Oefening 12.25 Ga op de buik liggen. Houd de armen langs het lichaam. Til tegelijkertijd het hoofd, het bovenlichaam en de armen van de grond. Houd ... tellen vast en ga weer langzaam terug.

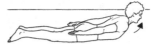

Oefening 12.26 Ga op de buik liggen. Rust met het voorhoofd op de grond. Strek de armen uit naar voren. Leg eventueel een kussentje onder de buik. Til tegelijkertijd het rechterbeen en de linkerarm iets omhoog en kom langzaam weer terug. Wissel. Let erop dat je het hoofd niet optilt.

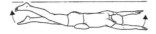

Oefening 12.27 Kruiphouding. Plaats de handen recht onder de schouders en de knieën recht onder de heupen. Strek het rechterbeen naar achteren en de linkerarm naar voren. Houd ... tellen vast en ga weer terug. Ontspan.

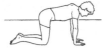 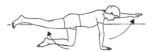

13
Heup
Mobiliserende oefeningen

Oefening 13.1   Ga op de rug op de rand van een bed of een tafel liggen. Trek beide knieën naar de borst. Houd één knie vast en laat het andere been uithangen naast het bed. Houd ... tellen vast.

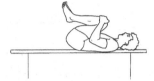 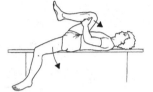

Oefening 13.2   Ga op de rug liggen. Buig een been en zet de voet plat op de grond. Leg het andere been gestrekt op de grond. Beweeg het gestrekte been zo ver mogelijk zijwaarts over de grond. Houd ... tellen vast en kom weer terug.

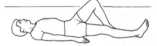 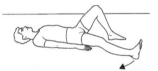

Oefening 13.3   Ga op de rug liggen. Buig de knieën en zet de voeten naast elkaar plat op de grond. Spreid de benen zo ver mogelijk. Houd de voeten bij elkaar. Houd ... tellen vast en ga langzaam terug.

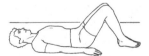 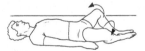

Oefening 13.4 Ga op de buik liggen. Buig de knieën en zet de voeten plat op de grond. Beweeg de onderbenen zo ver mogelijk naar buiten. Houd ... tellen vast en ga weer terug. Beweeg dan de onderbenen zo ver mogelijk naar binnen. Houd ... tellen vast en ga weer terug. Kruis de benen bij het naar binnen draaien.

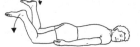 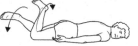

Oefening 13.5 Ga in de schuttershouding staan. Kantel het bekken achterover en beweeg een klein stukje naar voren. Voel de spanning in de lies. Houd ... tellen vast en ga langzaam weer terug.

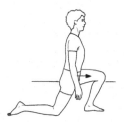

Oefening 13.6 Ga in de schuttershouding staan. Strek het achterste been. Beweeg de lies van het achterste been richting de voorste hiel en voel de spanning in de lies. Houd ... tellen vast en ga dan langzaam terug.

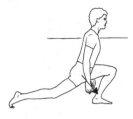

Oefening 13.7 Ga op de grond zitten. Spreid de benen. Beweeg de romp gestrekt naar voren totdat je spanning voelt aan de binnenzijde van de bovenbenen. Houd ... tellen vast en ga weer terug.

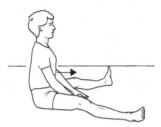

Oefening 13.8 Ga op de grond zitten met de benen gespreid gebogen. Zet de voetzolen tegen elkaar aan. Laat de knieën ontspannen hangen. Duw dan met de handen op de knieën voorzichtig iets verder totdat je spanning voelt. Houd ... tellen vast en laat los. Ontspan.

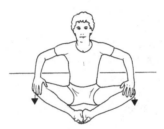

Oefening 13.9 Ga op de grond zitten met de benen gespreid gebogen. Zet de voetzolen tegen elkaar aan. Duw met de ellebogen de knieën voorzichtig naar de grond en beweeg de romp gestrekt naar voren totdat je spanning voelt aan de binnenzijden van de bovenbenen. Houd ... tellen vast. Ontspan.

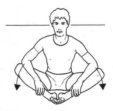

Oefening 13.10 Ga op de grond zitten. Pak een been bij de enkel en de knie en trek dit been naar je toe. Trek de enkel zo ver mogelijk naar de borst. Houd ... tellen vast en laat weer los.

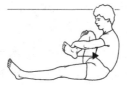

Oefening 13.11 Ga op de grond zitten. Zet de rechtervoet naast de buitenkant van de linkerknie. Zet de linker-elleboog tegen de buitenkant van de rechterknie. Kijk over de rechterschouder zo ver mogelijk naar achteren en duw met de linkerelleboog de knie naar binnen. Voel de spanning in de bil en de rechterknie. Houd ... tellen vast en kom dan langzaam terug.

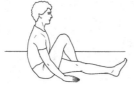 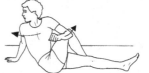

Oefening 13.12 Ga op de grond zitten. Buig en spreid één been en houd het andere been gestrekt. Beweeg het bovenlichaam gestrekt naar voren. Maak gebruik van de ademhaling: adem uit en kom een stukje verder, adem in en houd de stand vast. Probeer ontspannen te oefenen.

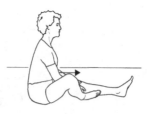

Oefening 13.13   Ga op de grond zitten. Strek de benen. Duw de knieën tegen de grond en beweeg de tenen naar je toe. Probeer de onderrug hol te maken en beweeg dan het bovenlichaam iets naar voren totdat je spanning voelt aan de achterzijde van de bovenbenen. Houd ... tellen vast en ga langzaam weer terug.

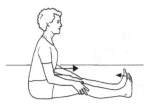

Oefening 13.14   Steun met een gestrekt been op een verhoging (paaltje, hek, tafel). Beweeg het bovenlichaam naar voren (met zoveel mogelijk gestrekte rug) totdat een lichte spanning ontstaat aan de achterzijde van het geheven been. Houd ... tellen vast.

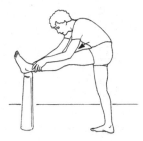

Oefening 13.15   Ga rechtop staan. Buig het bovenlichaam langzaam voorover en laat de romp uithangen. Voel de spanning aan de achterzijde van de benen. Houd ... tellen vast en kom dan langzaam weer overeind.

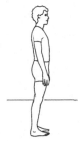

Oefening 13.16   Ga met gespreide benen staan. Houd de voeten recht naar voren. Zak door een knie en breng het lichaamsgewicht boven de voet. Houd het bovenlichaam rechtop. Houd het andere been gestrekt. Buig de knie verder totdat je spanning voelt aan de binnenzijde van het bovenbeen. Houd dan ... tellen vast en ga terug. Ontspan.

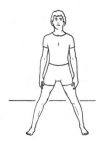
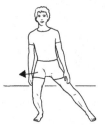

Oefening 13.17   Ga rechtop staan, zet de rechtervoet voor het linkerbeen langs aan de buitenzijde van de linkervoet. Laat het gewicht rusten op de linkervoet en buig het bovenlichaam langzaam voorover naar de rechtervoet. Houd ... tellen vast. Kom langzaam overeind en wissel.

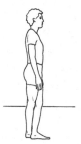

Oefening 13.18   Ga rechtop staan. Zet de linkervoet schuin achter het rechterbeen. Buig het bovenlichaam zo ver mogelijk zijwaarts naar links. Houd ... tellen vast en kom dan langzaam weer terug. Wissel.

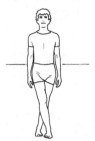
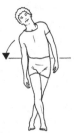

Oefening 13.19 Ga op één been staan voor een tafel of achter een stoel. Zwaai het andere been gestrekt afwisselend voor- en achterwaarts. Let erop dat je rechtop blijft staan.

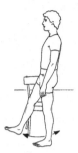

Oefening 13.20 Ga op één been staan voor een tafel of achter een stoel. Zwaai het andere been gestrekt zijwaarts naar buiten en dan voorlangs het andere been. Let erop dat je rechtop blijft staan.

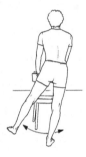

14
Heup

Spierfunctieverbeterende oefeningen

Oefening 14.1   Ga rechtop staan en span de bilspieren iets aan. Hef één been gestrekt. Houd het bekken recht. Houd ... tellen vast en kom weer terug.

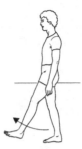

Oefening 14.2   Ga op één been staan. Houd de knie licht gebogen. Hef het andere been gestrekt en draai rondjes met dit been.

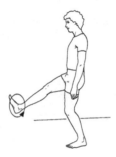

Oefening 14.3   Ga op de rug liggen. Buig één been en strek het andere been met een gewicht om de enkel. Til het gestrekte been op tot een hoek van 45 graden. Houd ... tellen vast.

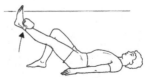

Oefening 14.4 Ga op de rug liggen. Buig de knieën en zet de voeten plat op de grond. Kantel het bekken achterover en maak een bruggetje zodat het bovenlichaam in het verlengde van de bovenbenen ligt. Houd ... tellen vast en rol daarna wervel voor wervel af. Ontspan.

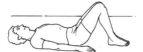 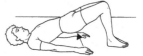

Oefening 14.5 Ga op de rug liggen. Buig de knieën en zet de voeten plat op de grond. Kantel het bekken achterover en maak een bruggetje zodat het bovenlichaam in het verlengde van de bovenbenen ligt. Strek één been uit. Houd ... tellen vast. Zet het been langzaam neer en rol daarna wervel voor wervel af. Ontspan.

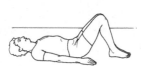 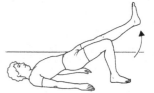

Oefening 14.6 Kruiphouding. Plaats de handen recht onder de schouders en de knieën recht onder de heupen. Beweeg één been met gebogen knie naar achteren en omhoog. Houd ... tellen vast en ga terug.

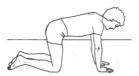 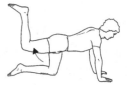

Oefening 14.7 Kruiphouding. Plaats de ellebogen recht onder de schouders en de knieën recht onder de heupen. Beweeg één been met de knie gebogen zo ver mogelijk naar achteren en omhoog. Houd ... tellen vast. Veer dan ... keer omhoog.

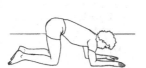 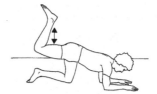

Oefening 14.8 Kruiphouding. Plaats de handen recht onder de schouders en de knieën recht onder de heupen. Beweeg één knie naar de borst en buig het hoofd. Strek het been vervolgens naar achteren en strek het hoofd zodat het bovenlichaam en het been een rechte lijn vormen.

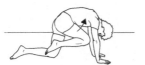 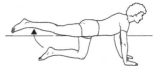

Oefening 14.9 Kruiphouding met de handen recht onder de schouders en de knieën recht onder de heupen. Strek één been naar achteren en trek de hiel naar achteren. Buig de knie een beetje en strek dan de knie. Let erop dat je het bekken horizontaal houdt.

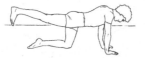 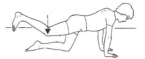

Oefening 14.10 Ga rechtop staan. Spreid de benen ongeveer 50 cm. Buig langzaam door de knieën naar beneden. Kom dan langzaam weer terug.

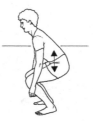

Oefening 14.11 Ga op de hurken zitten. Plaats de handen onder de schouders op de grond. Spring vanuit deze houding omhoog en strek hierbij de armen naar het plafond.

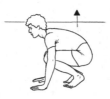

Oefening 14.12 Ga op de hurken zitten en strek één been naar achteren. Plaats de handen onder de schouders op de grond. Spring terwijl de handen op de grond blijven. Wissel bij elke sprong steeds het voorste en achterste been.

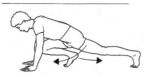

Oefening 14.13   Kruiphouding. Plaats de handen recht onder de schouders en de knieën recht onder de heupen. Beweeg één been opzij omhoog. Let erop dat je het onderbeen hooghoudt. Houd ... tellen vast en ga weer terug.

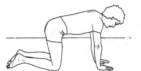 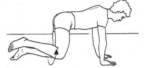

Oefening 14.14   Ga op de zij liggen en buig het onderste been in heup en knie. Houd het bovenste been gestrekt in de heup en gebogen in de knie. Hef het bovenste been gestrekt naar boven. Ga langzaam terug maar leg het been niet neer.

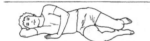 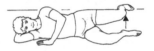

Oefening 14.15   Ga op de zij liggen en buig het onderste been. Houd het bovenste been gestrekt. Hef het bovenste been gestrekt naar boven. Ga langzaam terug maar leg het been niet neer.

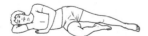 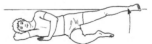

Oefening 14.16   Ga op de zij liggen. Buig het onderste been en strek het bovenste been. Steun op de ellebogen. Beweeg het bovenste been naar achteren, met de voet naar voren gericht. Draai dan kleine rondjes met het been.

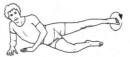

Oefening 14.17   Ga rechtop staan. Maak een elastische band aan een paal vast en doe de band om de enkel. Beweeg het gestrekte been zijwaarts naar binnen.

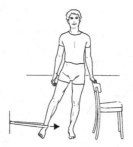

15
Knie

Mobiliserende oefeningen

Oefening 15.1   Ga op de rug liggen. Leg de benen gestrekt op de grond. Buig de knie zo ver mogelijk terwijl de voet over de grond glijdt. Houd … tellen vast en ga langzaam weer terug.

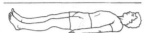 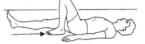

Oefening 15.2   Ga op de grond zitten. Plaats een rol onder de enkel. Leg de benen gestrekt op de grond. Ontspan het been en laat de knie doorzakken.

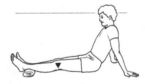

Oefening 15.3   Ga rechtop zitten. Strek een been en steun hiermee op een andere stoel. Strek de knie zo ver mogelijk. Houd … tellen vast. Ontspan.

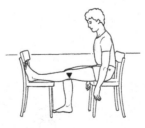

Oefening 15.4   Ga op de grond zitten. Leg de benen gestrekt op de grond. Buig het been zo ver mogelijk. Trek dan met de handen de knie nog verder in buiging. Let erop dat de voet op de grond blijft. Houd ... tellen vast en ga weer terug.

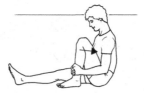

Oefening 15.5   Ga op de buik liggen. Leg eventueel een kussen onder de buik. Buig één knie totdat je spanning voelt aan de voorzijde van het bovenbeen. Strek dan de knie, maar houd dit tegen met de hand of met behulp van een handdoek. Houd ... tellen vast. Ontspan en trek met de hand de knie iets verder in buiging.

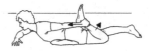

Oefening 15.6   Ga op één zij liggen. Buig het onderste been licht. Buig het bovenliggende been zo ver mogelijk totdat je rek voelt aan de voorzijde. Pak het been vast bij de enkel en probeer dan de knie te strekken. Houd dit tegen met de hand. Houd ... tellen vast. Ontspan en trek met de hand de knie iets verder in buiging.

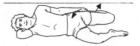

Oefening 15.7   Ga rechtop staan. Ga op één been staan. Buig het andere been en pak het bij de enkel vast. Trek de hiel naar de bil toe totdat je spanning voelt. Houd de knieën bij elkaar. Houd ... tellen vast. Ontspan.

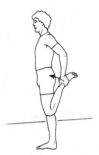

Oefening 15.8   Ga voor een kruk staan en zet er één been op. Breng de romp naar voren zodat de knie zo ver mogelijk gebogen wordt. Houd ... tellen vast en ga weer terug. Ontspan.

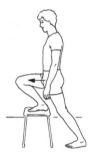

Oefening 15.9   Ga op de grond zitten. Buig één been (voet onder het zitvlak) en strek het andere been. Beweeg het bovenlichaam naar achteren, totdat je spanning voelt in het bovenbeen. Let erop dat je de rug niet te hol trekt. Houd ... tellen vast en kom weer terug.

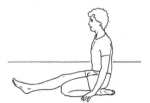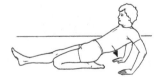

Oefening 15.10   Ga zitten op de rand van een tafel. Laat de onderbenen ontspannen bengelen (heen en weer zwaaien).

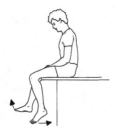

16
Knie

Spierfunctieverbeterende oefeningen

Oefening 16.1   Ga rechtop zitten op een tafel. Strek het been zo ver mogelijk. Buig het been zo ver mogelijk.

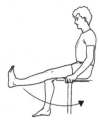

Oefening 16.2   Ga rechtop zitten. Strek het been. Buig het been in vijf tussenstappen.

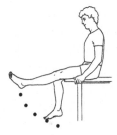

Oefening 16.3   Ga op de grond zitten. Leg de benen gestrekt op de grond. Trek de knie op en voel hierbij de spanning in het bovenbeen. Laat daarna los. Doe dit aanspannen en ontspannen in een hoog tempo. Let erop dat je het bovenbeen ook echt ontspant.

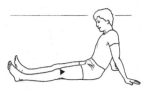

Oefening 16.4   Ga op de grond zitten. Leun naar achteren en steun op de ellebogen. Leg de benen gestrekt op de grond. Trek de voet naar je toe en duw de knie tegen de grond (span de bovenbeenspieren aan). Houd ... tellen vast. Ontspan.

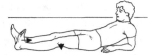

Oefening 16.5   Ga op de grond zitten. Leg een rolletje onder de knie en doe eventueel een gewichtje aan de enkel. Strek de knie zo ver mogelijk en trek de voet naar je toe. Houd ... tellen vast en ga langzaam terug.

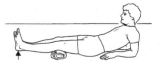

Oefening 16.6   Ga rechtop zitten. Strek het been, draai het been uit en beweeg de tenen naar je toe. Hef het gestrekte been ongeveer 5 cm en ga weer terug.

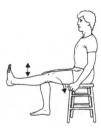

Oefening 16.7   Ga zitten op de rand van een stoel. Hef het gestrekte been tot de horizontaal en schrijf dan langzaam met de voet grote cijfers of letters in de lucht.

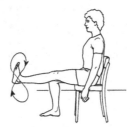

Oefening 16.8   Ga op de buik liggen. Doe eventueel een gewichtje aan de enkel. Buig het been zodat het onderbeen verticaal staat. Laat dan het onderbeen weer langzaam zakken.

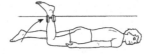

Oefening 16.9   Ga op de buik liggen. Bevestig een elastische band aan een vast punt en doe de band om de enkel. Beweeg de hiel richting de bil. Ga dan langzaam weer terug.

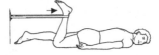

Oefening 16.10   Ga op een tafel zitten en zet het goede been gebogen neer. Doe een elastische band om het andere been en om de tafelpoot. Strek de knie zo ver mogelijk en beweeg het gestrekte been een stukje omhoog.

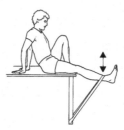

Oefening 16.11   Ga zitten met de voeten stevig op de grond. Leg een hand op het bovenbeen. Doe nu alsof je het been wilt strekken, maar laat de voet op de grond staan. Voel de spanning in het bovenbeen. Ontspan.

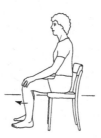

Oefening 16.12   Ga op een tafel zitten. Zet de hielen tegen elkaar en draai de voeten naar buiten. Houd hierbij de onderbenen 45 graden van de tafel af. Duw de hielen tegen elkaar zonder te bewegen. Voel de spanning aan de binnenzijden van de bovenbenen. Houd ... tellen vast. Ontspan.

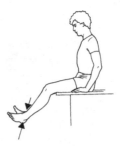

Oefening 16.13 Ga met de rug tegen de muur staan. Ga zitten tegen de muur. Probeer een rechte hoek te houden tussen bovenlichaam en bovenbenen en tussen bovenbenen en onderbenen. Houd deze stand zo lang mogelijk vast.

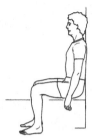

Oefening 16.14 Ga rechtop staan. Draai de voeten naar buiten en zet de hielen ongeveer 60 cm uit elkaar. Zak door de knieën en beweeg daarbij de knieën naar buiten over de voeten heen. Houd de romp rechtop. Houd ... tellen vast en ga weer langzaam terug. Ontspan.

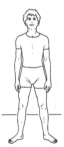
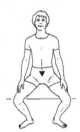

Oefening 16.15 Ga op één been staan. Houd de knie licht gebogen. Gooi een bal omhoog en vang hem weer op
 Variatie   Stuiteren met een bal of overgooien.

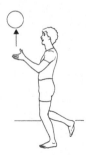

Oefening 16.16   Ga op één been staan. Houd de knie licht gebogen. Probeer je evenwicht te bewaren terwijl je met het andere been beweegt.

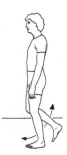

Oefening 16.17   Ga op één been staan. Houd de knie licht gebogen. Probeer je evenwicht te bewaren terwijl je met de armen beweegt.

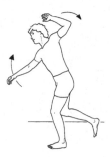

Oefening 16.18   Ga op één been staan. Houd de knie licht gebogen. Buig en strek de knie vanuit deze stand. Maak er een verende beweging van in een redelijk hoog tempo.

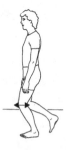

Oefening 16.19 Ga op één been staan. Zak zo diep mogelijk door de knie en strek het been weer. Let erop dat de knie boven de voet blijft.

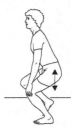

Oefening 16.20 Ga rechtop staan. Maak een uitvalspas (flinke stap naar voren) en buig de knie hierbij tot maximaal 90 graden. Houd ... tellen vast en ga weer terug. Let erop dat de knie boven de voet blijft.

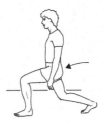

Oefening 16.21 Ga in de schaatshouding staan. Maak schaatspassen.

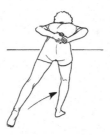

Oefening 16.22   Ga staan voor een kleine verhoging van ongeveer 20 cm. Stap op met been 1 en zet been 2 erbij. Stap achteruit af met been 1 en zet been 2 erbij. Wissel. Let erop dat de knie recht boven de voet blijft.

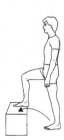
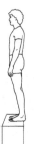

Oefening 16.23   Ga staan op een kleine verhoging van ongeveer 20 cm. Tik met één been de grond aan en ga weer terug. Let erop dat de knie van het standbeen recht boven de voet blijft.

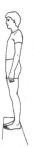
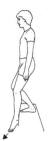

Oefening 16.24   Ga rechtop staan. Maak op de plaats kleine sprongetjes met twee benen tegelijk. Zak bij het neerkomen licht door de knieën.

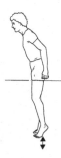

Oefening 16.25   Ga rechtop staan. Spring met twee benen tegelijk naar voren en weer terug.

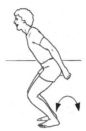

Oefening 16.26   Ga op één been staan. Maak op de plaats kleine sprongetjes. Zak bij het neerkomen licht door de knie.

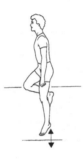

Oefening 16.27   Leg een opgerolde handdoek voor je neer op de grond en ga op één been staan. Spring over de handdoek heen en achterwaarts weer terug. Probeer als je neerkomt meteen stil te staan.
Variatie   Laag en hoog springen, dichtbij en ver springen.

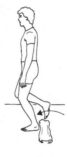

Oefening 16.28   Leg een opgerolde handdoek naast je neer op de grond en ga op.één been staan. Spring zijwaarts over de handdoek heen. Probeer als je neerkomt meteen stil te staan. Spring weer terug.
Variatie   Laag en hoog springen, dichtbij en ver springen.

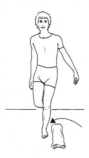

Oefening 16.29   Ga staan. Huppel.

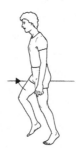

Oefening 16.30   Ga rechtop staan. Neem een springtouw in de handen. Ga touwtje springen: met twee benen tegelijk, op één been en afwisselend links en rechts.

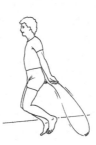

17
Enkel en voet

Mobiliserende oefeningen

Oefening 17.1 Ga op de grond zitten. Leg de benen gestrekt op de grond. Trek de voeten zo ver mogelijk naar je toe. Ga terug en strek de voeten zo ver mogelijk van je af. Houd de hielen hierbij op de grond. Doe dit in een rustig tempo.
Variatie Tegelijkertijd één voet strekken en één voet naar je toe trekken.

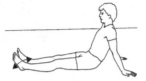

Oefening 17.2 Ga op de grond zitten. Leg de benen gestrekt op de grond. Draai met beide voeten tegelijk langzaam en vloeiend rondjes naar binnen. Draai dan rondjes naar buiten.

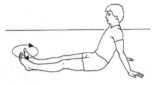

Oefening 17.3 Ga op een tafel zitten. Draai met beide voeten tegelijk langzaam en vloeiend rondjes naar binnen. Draai dan naar buiten.

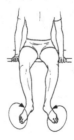

Oefening 17.4 Ga op een hoge stoel zitten. Zet een voet op de bal. Rol met de voet zo ver mogelijk naar voren en dan naar achteren. Houd met de voet zoveel mogelijk contact met de bal.

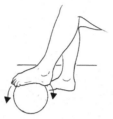

Oefening 17.5 Ga op een stoel zitten. Zet de voeten plat op de grond. Schuif de voet zo ver mogelijk plat over de grond naar achteren. Houd ... tellen vast en ga weer terug. Let erop dat de hiel op de grond blijft.

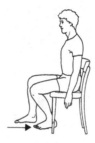

Oefening 17.6 Ga op een stoel zitten en leg het ene been met de enkel over de knie van het andere been. Omvat met de hand de wreef van de voet en trek de voet naar je toe. Voel de spanning op de wreef. Houd ... tellen vast en laat weer los.

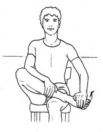

Oefening 17.7   Ga op de hielen zitten. Pak met de hand de voet vast en trek de voet langzaam omhoog. Let erop dat je de voet niet draait. Houd ... tellen vast. Ontspan.

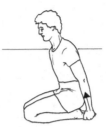

Oefening 17.8   Ga op de grond zitten. Leg de benen gestrekt op de grond. Sla een handdoek om de voorvoet. Trek de voet naar je toe totdat je spanning voelt in de kuit. Houd deze stand goed vast met behulp van de handdoek. Probeer dan de handdoek weg te duwen. Houd ... tellen vast. Ontspan en trek dan de voet verder naar je toe met behulp van de handdoek.

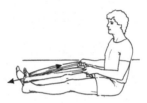

Oefening 17.9   Ga op de grond zitten. Plaats een kussen onder de knie. Sla een handdoek om de voorvoet. Trek de voet naar je toe totdat je spanning voelt in de kuit. Houd deze stand goed vast met behulp van de handdoek. Probeer dan de handdoek weg te duwen. Houd ... tellen vast. Ontspan en trek dan de voet verder naar je toe met behulp van de handdoek.

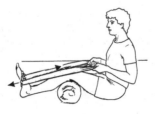

Oefening 17.10   Ga voor een muur staan en zet met een been een stap naar voren. Houd het achterste been gestrekt. Zet de handen op schouderhoogte tegen de muur. Het lichaamsgewicht rust op het achterste been. Beweeg het lichaam als een plank naar voren, totdat de hiel omhoog komt. Trek dan de hiel naar achteren tegen de grond. Houd ... tellen vast. Ontspan.

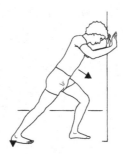

Oefening 17.11   Ga voor een muur staan en zet met een been een stap naar voren. Buig het achterste been. Zet de handen op schouderhoogte tegen de muur. Het lichaamsgewicht rust op het achterste been. Beweeg het lichaam als een plank naar voren, totdat de hiel omhoog komt. Trek dan de hiel naar de grond. Houd ... tellen vast. Ontspan.

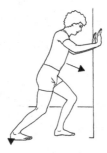

Oefening 17.12   Ga met de voeten op de onderste traptrede staan en laat de hielen over de rand hangen. Verplaats het lichaamsgewicht iets naar voren zodat de hielen naar beneden worden geduwd. Voel daarbij de spanning in de kuitspieren. Houd ... tellen vast en kom weer terug.

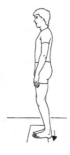

18
Enkel en voet
Spierfunctieverbeterende oefeningen

Oefening 18.1 Ga op een stoel zitten. Zet de voeten plat op de grond. Til de hielen zo ver mogelijk op en zet ze langzaam weer neer. Til de tenen zo ver mogelijk op en zet ze langzaam weer neer.

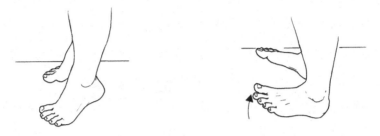

Oefening 18.2 Ga op de grond zitten. Doe een elastische band om de voorvoet en om een vast punt. Leg de benen gestrekt op de grond. Trek de voet naar je toe en rek de elastische band. Ga langzaam weer terug.

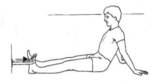

Oefening 18.3 Ga rechtop staan. Loop op de hakken. Loop ... keer de kamer rond.

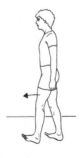

Oefening 18.4   Ga op de rug liggen. Doe een elastische band om de voorvoet. Houd de elastische band vast. Leg de benen gestrekt op de grond. Duw de voet van je af en rek de elastische band. Ga weer terug.

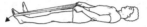

Oefening 18.5   Ga rechtop staan. Loop op de tenen. Denk hierbij aan 'op hoge hakken lopen' met kleine pasjes. Loop ... keer de kamer rond.

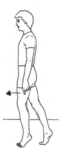

Oefening 18.6   Ga rechtop staan. Ga op de tenen staan en houd dit zo lang mogelijk vol. Steun hierbij in het begin eventueel met een hand op een tafel.

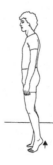

Oefening 18.7 Ga op twee benen staan. Ga op de tenen staan terwijl de knieën gestrekt blijven. Ga weer terug totdat de hielen bijna de grond raken. Steun eventueel op een tafel of tegen de muur.
Variatie Snel en langzaam of met gebogen knieën.

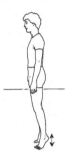

Oefening 18.8 Ga op één been staan. Ga op de tenen staan terwijl de knie gestrekt blijft. Ga weer terug totdat de hiel bijna de grond raakt. Steun eventueel op een tafel of tegen de muur.
Variatie Snel en langzaam of met gebogen knieën.

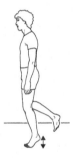

Oefening 18.9 Ga met de voorvoeten op bijvoorbeeld een boek staan. Zet eventueel een stoel voor je om te steunen. Ga langzaam op de tenen staan en ga weer terug.

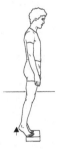

Oefening 18.10   Ga op één been staan. Tik met het andere been op verschillende plaatsen de grond aan: voor, opzij en achter. Probeer je evenwicht te bewaren.

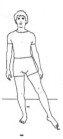

Oefening 18.11   Ga op één been staan. Gooi een bal tegen de muur en vang hem weer op. Probeer je evenwicht te bewaren.

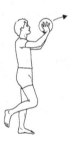

Oefening 18.12   Ga op één been staan. Strek de armen naar voren en probeer je evenwicht te bewaren.
Variatie   Met de ogen dicht of met het hoofd gedraaid naar het been waarop je staat.

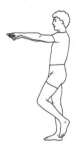

Oefening 18.13   Ga op één been staan. Tik met één hand de grond aan. Probeer je evenwicht te bewaren.

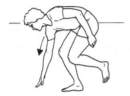

Oefening 18.14   Ga met blote voeten op een matras staan. Ga op één been staan en probeer je evenwicht te bewaren.
Variatie   Beweeg met de armen naar voren en naar achteren en draai met de romp.

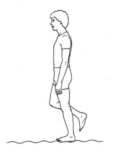

Oefening 18.15   Ga rechtop staan. Maak een uitvalspas (flinke stap naar voren). Probeer na de stap stil te blijven staan. Ga dan weer terug. Maak de stappen achtereenvolgens naar voren, schuin naar voren en naar opzij.

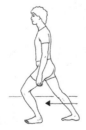 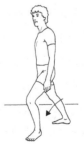

Oefening 18.16   Ga rechtop staan. Maak op de plaats kleine sprongetjes met twee benen tegelijk. Zak bij het neerkomen licht door de knieën.

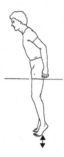

Oefening 18.17   Ga rechtop staan. Spring met twee benen tegelijk naar voren en weer terug.

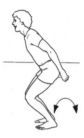

Oefening 18.18   Ga op één been staan. Maak op de plaats kleine sprongetjes. Zak bij het neerkomen licht door de knie.

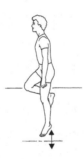

Oefening 18.19   Leg een opgerolde handdoek voor je neer op de grond en ga op één been staan. Spring over de handdoek heen en achterwaarts weer terug. Probeer als je neerkomt meteen stil te staan.
Variatie   Laag en hoog springen, dichtbij en ver springen.

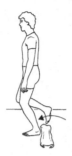

Oefening 18.20   Leg een opgerolde handdoek naast je neer op de grond en ga op één been staan. Spring zijwaarts over de handdoek heen. Probeer als je neerkomt meteen stil te staan. Spring weer terug.
Variatie   Laag en hoog springen, dichtbij en ver springen.

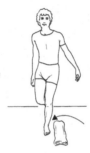

Oefening 18.21   Ga op een stoel zitten. Zet de voeten plat op de grond. Beweeg de binnenzijden van de voeten omhoog en weer terug. Beweeg de buitenzijden van de voeten omhoog en weer terug.

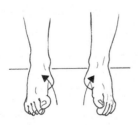
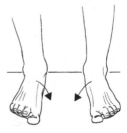

Oefening 18.22 Ga op een tafel zitten. Doe een elastische band om de voorvoeten. Strek de voeten een klein beetje en rek dan de elastische band door de voeten langzaam naar buiten te bewegen. Houd deze spanning ... tellen vast en ga weer terug.

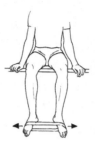

Oefening 18.23 Ga op één been staan op een kleine verhoging (bijvoorbeeld een drempel of een traptrede). Laat de buitenzijde van de voet over de rand hangen en probeer rechtop te blijven staan.

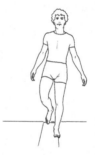

Oefening 18.24 Ga op een stoel zitten. Zet de voeten plat op de grond en leg wat knikkers voor je neer. Pak met de tenen de knikkers op en leg ze ergens anders weer neer.

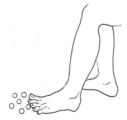
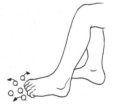

Oefening 18.25 Ga op een stoel zitten. Zet de voeten plat op de grond en leg een handdoek voor je neer. Grabbel met de tenen de handdoek naar je toe.

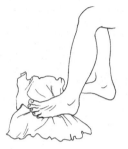
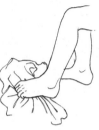

Printed in the United States
By Bookmasters